Thomas Hohensee

FUCK
PANIK

Thomas Hohensee

FUCK PANIK

Das Programm, das wirklich gegen Angst hilft

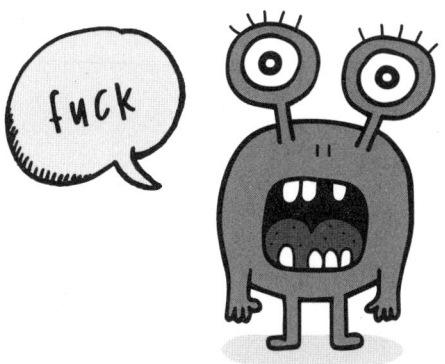

mvgverlag

Bibliografische Information der Deutschen Nationalbibliothek
Die Deutsche Nationalbibliothek verzeichnet diese Publikation in der Deutschen Nationalbibliografie. Detaillierte bibliografische Daten sind im Internet über http://dnb.d-nb.de abrufbar.

Für Fragen und Anregungen
info@mvg-verlag.de

Originalausgabe
1. Auflage 2021
© 2021 by mvg Verlag, ein Imprint der Münchner Verlagsgruppe GmbH
Türkenstraße 89
80799 München
Tel.: 089 651285-0
Fax: 089 652096

Redaktion: Dr. Peter Schäfer, Gütersloh
Umschlaggestaltung: Karina Braun
Umschlagabbildung: Shutterstock.com/seasoning_17, HSSstudio
Satz: Christiane Schuster | www.kapazunder.de
Druck: CPI books GmbH, Leck
Printed in Germany

ISBN Print 978-3-7474-0331-0
ISBN E-Book (PDF) 978-3-96121-693-2
ISBN E-Book (EPUB, Mobi) 978-3-96121-694-9

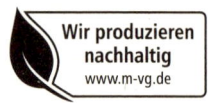

Weitere Informationen zum Verlag finden Sie unter

www.mvg-verlag.de

Beachten Sie auch unsere weiteren Verlage unter www.m-vg.de

INHALT

Hinweis

Dieses Buch ist kein Ersatz für eine ärztliche oder psychotherapeutische Behandlung. Es dient pädagogischen Zwecken, solchen der Aufklärung und Information, jedoch weder medizinischen noch therapeutischen. Wenn du unter Ängsten leidest, die dich im Alltag beeinträchtigen, ist eine medizinische Abklärung deiner Probleme angezeigt.

Es gibt bei klinischen Angststörungen wirksame Behandlungsmöglichkeiten, über die dich der*die Ärzt*in oder Therapeut*in deines Vertrauens fachkundig aufklären kann.

Ergänzend empfehle ich das Kapitel »Ist Therapie ein Teil des Problems?« in diesem Buch.

Das Wichtigste vorweg

Das Schlimmste zuerst: Das Leben ist hart. Jeder erlebt Angst. Egal ob jung oder alt, reich oder arm, männlich oder weiblich: Keiner entgeht ihr. Angst ist der große Gleichmacher (wie Gevatter Tod).

Ängste sind so vielfältig, dass man sie unmöglich alle aufzählen kann. Deshalb hier nur eine kleine Auswahl: Es gibt die Angst, krank zu werden, zu sterben, zu verarmen, ganz allein zu sein, ausgelacht zu werden, seine Liebsten zu verlieren sowie die Angst vor Höhen, Spinnen, Schlangen und Gewalt – ja sogar die Angst vor der Angst!

Wäre es nicht eine riesige Erleichterung, endlich ohne Ängste, ohne Panik und Sorgen zu leben?

Aber wie könnte dieser Wunsch Wirklichkeit werden? Ist ein angstfreies Leben überhaupt möglich? Kann man wenigstens die überflüssigen Ängste ablegen? Und wenn man doch mal Angst bekommt? Was, wenn sie sich zur Panik steigert? Hiiiilfe!

Sollte man lieber gleich Beruhigungspillen nehmen oder seine Ängste im Alkohol ertränken? Viele tun dies, mit gravierenden Nebenwirkungen und Langzeitfolgen.

Oder sollte man der Angst davonlaufen? Joggen bis zum Umfallen?

Sich ablenken, nur noch arbeiten, also Workaholismus statt Alkoholismus, damit die Angst einen nicht überfällt, wenn man nichts zu tun hat und mit seinen Gedanken allein ist?

Entspannungstechniken und Meditation ausprobieren? Aber das hat man ja schon versucht, und die Ängste sind geblieben. Sogar während der Meditation waren sie da!

Oder sollte man den ganzen Selbsthilfe-Kram zum Mond schießen und einfach sein Leben leben? Schluss mit der verdammten Selbstoptimierung! Super Idee, aber die Erleichterung, nachdem du deine

Ratgeberbücher in die Tonne gedrückt hast, dauert höchstens ein paar Minuten. Dann ist die Angst zurück.

Oder probiere doch mal, deine Ängste auf Zettel zu schreiben und dann im Klo zu verbrennen. Damit kannst du vielleicht deine Wohnung abfackeln, aber nicht deine Ängste!

Wie wäre es zur Abwechslung mal mit etwas, das wirklich hilft? Fuck Panik!

Lässt sich das Problem an der Wurzel packen? Doch wo ist die Wurzel? Kleiner Tipp schon an dieser Stelle: Angst beginnt im Kopf, und nur dort kann sie wieder aufhören. Sie überfällt dich nicht von außen. Sie sitzt in dir. Kaum etwas in der (Außen-)Welt kann dich ängstigen, auch wenn es dir anders vorkommen mag. Sonst wäre es ausgeschlossen, dass Menschen auf einem dünnen Seil über die Niagarafälle balancieren (manche bekommen bei der bloßen Vorstellung schon Unbehagen!). Sonst wäre es unmöglich, dass Spinnenforscher mit sehr viel Liebe das Leben dieser gewöhnungsbedürftigen, achtbeinigen ›Monster‹ ergründen (manche bekommen bei der bloßen Vorstellung … na, du weißt schon!)

Doch wie kommt man dahin? Wie schafft man es, die Angst vor Spinnen, Höhen und den anderen ›schrecklichen‹ Dingen zu überwinden? Die Antworten findest du in den kommenden Kapiteln.

Angst hat ganz viele Seiten. Sie …

- ist normal,
- kann sich auf alles beziehen,
- wird von anderen benutzt, um dich zu manipulieren,
- kann ziemlich hartnäckig sein, besonders wenn man mit den falschen Mitteln versucht, ihr beizukommen,
- vergeht oft von allein, kommt aber schneller zurück, als einem lieb ist,

- hat eine einzige Ursache, die fast allen Menschen unbekannt ist (okay, es gibt unzählige Ursachen, aber bis auf eine müssen uns diese hier nicht interessieren),
- ist ein zahmes Haustier, wenn du lernst, mit ihr umzugehen.

Kurze Zwischenbemerkung: Falls du es eilig hast, kannst du bei dem Kapitel »Wo die Ängste herkommen« einsteigen und danach das Kapitel »Fuck Panik« lesen. Im Idealfall bist du deine Ängste dann bereits ganz oder teilweise los, bevor du die die übrigen Kapitel anfängst.

Du erfährst bei der Lektüre, wie du ...

- überflüssige Ängste ablegst,
- mit berechtigten Ängsten anders als bisher umgehst,
- deine Panik besiegst,
- nie wieder Angst vor der Angst hast.

Der Weg dahin ist im Grunde genommen einfach. So einfach, dass schon ein Kind ihn verstehen kann. Aber ihn zu gehen, ist hammerhart, versprochen! (Na ja, jedenfalls nicht so hart, wie ein Leben lang Ängste und Panik zu haben. Die Ärzte in der Notaufnahme werden dich vermissen.) Es liegt in der Natur der Sache, dass der Umgang mit Ängsten kein Zuckerschlecken ist. Schließlich kann man auch nicht schwimmen lernen, ohne sich nass zu machen. (Insofern ist das Verlernen von Ängsten sogar leichter. Dabei brauchst du dich nicht nass zu machen. Das hoffe ich jedenfalls!)

Fuck Panik geht weit über die bloße Bewältigung von Ängsten und Panikattacken hinaus. Du bekommst zugleich eine Anleitung für ein erfülltes, glückliches Leben; denn was hättest du von einem angstfreien Leben, wenn das alles wäre? Angstfreiheit als Lebenszweck: na, Hilfe!

Ein paar eckige Runden drehen: Darum geht es!
Auch wenn's manchmal schwerfällt, lernst du nach und nach, mit deinen Ängsten auf eine gute Weise umzugehen, und du merkst, dass du zunehmend

- mehr Spaß im Leben hast,
- viele deiner Träume verwirklichen kannst,
- neue Freunde gewinnst,
- vitaler und glücklicher bist,
- dich traust, das Risiko von Veränderungen einzugehen.

Die Wege aus der Angst, die ich in diesem Buch vorstelle, stellen das Beste von allem dar, was die moderne Psychologie und jahrtausendealte Weisheitslehren zu bieten haben. Probiere sie aus. Du hast nichts zu verlieren – außer Angst und Panik!

Zehn Gründe, dieses Buch zu lesen

Panik ist ein topaktuelles Thema. Ängste haben zurzeit Hochkonjunktur. Corona lässt grüßen. Die Angst vor unsichtbaren Krankheitserregern, vor Viren, vor dem Tod, vor dem möglichen Verlust geliebter Angehöriger steigert sich bei vielen bis zur Panik. Sie versprechen sich die Rettung von einem medizinischen Gegenmittel, einer Impfung. Doch die Angst wird bleiben. Vor dem nächsten Virus, vor einer unbekannten, tückischen Krankheit, vor Krebs, vor Schlaganfall und Demenz. Das Thema wechselt, die Angst bleibt. Sie nimmt nur neue Formen an.

Wir brauchen also einen Wirkstoff gegen die Angst, der uns ein Leben lang zuverlässig schützt. Diesen gibt es bereits. Nur ist er den meisten Menschen vollkommen unbekannt.

Angst entsteht im Kopf. Kein Medikament, keine Droge vermag sie dauerhaft zu beseitigen, von deren schweren Nebenwirkungen einmal ganz abgesehen. Die Angst kann nur dort zum Verschwinden gebracht werden, wo sie entsteht: im menschlichen Geist.

In Deutschland sterben jährlich etwa eine Million Menschen, weltweit sind es rund 60 Millionen Tote im Jahr.

Menschen sterben. Es gab noch keinen Menschen, der nicht gestorben wäre. Das ist nicht meine Meinung, sondern eine Tatsache. Erst eine überbordende Fantasie macht daraus eine Katastrophe, nicht nur aus dem Tod: Sie steigert selbst harmlose Risiken ins scheinbar Unerträgliche. Wenn deine Lebensfreude nicht auf der Strecke bleiben soll, musst du lernen, deine Untergangsfantasien zu zügeln.

Aus diesem Grund und den folgenden zehn solltest du *Fuck Panik* so lange lesen, bis du es auswendig kannst und alle Strategien im Alltag ganz selbstverständlich anwendest:

1. Die Strategien wirken. Ich kann jedem, der sie Tag für Tag einsetzt, garantieren, dass er angstfreier wird. Viele Ängste verschwinden für immer. Mit denen, die übrig bleiben, lässt sich locker umgehen.

2. Zwei Therapien, die die Wirksamkeit bei Ängsten empirisch mehrfach nachgewiesen haben, bilden die Basis meines Buchs: die kognitive Therapie und ACT (Acceptance and Commitment Therapy, auf Deutsch: Akzeptanz- und Commitmenttherapie). Sie erzielen dieselbe und langfristig gesehen eine stärkere Wirkung als Psychopharmaka, und das ohne deren bedenkliche Nebenwirkungen.

3. Das Buch kommt ohne Psychojargon aus. (Du wirst dich also nicht damit herausreden können, das Buch nicht verstanden zu haben.) Wissenschaftliche Grundlagen bilden den Hintergrund, ihre Anwendung steht im Vordergrund. Dazu tragen Beispiele bei, die die Theorie anschaulich machen. Ich hoffe, dass du beim Lesen denselben Spaß hast wie ich beim Schreiben.

4. Selbsthilfe hat sich bei Ängsten als sehr wirksam erwiesen. Die meisten Menschen sind nicht bereit, mit einem Arzt oder einer Therapeutin über ihre Ängste zu sprechen. Sie versuchen es mit Hausmitteln. Leider handelt es sich dabei häufig um Alkohol oder Drogen. Oder sie stürzen sich in die Arbeit, aus der sie nie wieder auftauchen, es sei denn nach einem Burn-out. Es gibt bessere Mittel, sich allein zu helfen!

5. Der erfolgreiche Umgang mit Ängsten ist die Voraussetzung für ein erfülltes, glückliches Leben. Wer sich von morgens bis in die tiefe Nacht hinein Sorgen macht, kann nicht glücklich werden. Die Erfüllung von Wunschträumen ist unmöglich, wenn man

nicht bereit ist, gewisse Risiken einzugehen. Die meisten hätten gerne ein Leben, wie sie es sich auf ihrer bequemen Couch ausmalen, aber sie gehen dann doch von 8 bis 17 Uhr ins Büro und leisten sogar noch Überstunden. Eigentlich würden viele Menschen lieber ganz anders leben, aber sie kommen nicht dazu. Die Welt da draußen scheint ihnen zu gefährlich.

6. Wer seine Ängste verliert, ist nicht mehr manipulierbar. *Fuck Panik* schiebt allen Manipulatoren von nah und fern einen Riegel vor. Man lässt sich einfach keine Angst mehr machen. »Aber denk doch mal daran, was passieren könnte, wenn …« Das zieht nicht mehr.

7. Die Selbstsabotage endet. Die schlimmsten Ängste redet man sich selbst ein und verzichtet dadurch auf ein glückliches Leben – und verlässt im schlimmsten Fall seine Wohnung nicht mehr; denn da draußen lauern der Tod und die Krankheiten und die Gefahr. Kurze Anmerkung: Unfälle im Haushalt stellen eine der häufigsten Todesursachen dar.

8. Ein von Furcht befreites Leben fühlt sich gut an. Stress dagegen verursacht Leiden. Stress schadet der Gesundheit. Angst ist die Hauptquelle von Stress. Wem seine Gesundheit lieb ist, der sollte seine Ängste kontrollieren, bevor sie ihn kontrollieren.

9. *Fuck Panik* beseitigt die größte aller Ängste, die Angst vor dem Tod. Die Weisen dieser Welt hatten und haben keine große Angst vor ihm. Nur ihre unaufgeklärten, ›unerleuchteten‹ Mitmenschen leiden an der Vorstellung, zu sterben. Mit der richtigen inneren Einstellung braucht sich niemand mehr zu fürchten, nicht einmal vor dem vermeintlich Schlimmsten.

10. *Fuck Panik* ist ein Buch für ganz normale Menschen, die mehr oder weniger unter ihren Ängsten leiden. Es bewegt sich nicht im abstrakten Raum, sondern spricht von konkreten Befürchtungen hier und heute, in dieser Welt, im 21. Jahrhundert. Deshalb ist die Sprache so, wie die meisten Menschen im Alltag reden. Es kommt nicht in jedem zweiten Satz »Fuck«, »Würg« oder »Kotz« vor, aber wenn es passt, frage ich schon, ob sich jemand vor Angst in die Hosen pisst.

Ängste nehmen weltweit zu. Immer mehr Menschen suchen einen Ausweg. Du gehörst zu denen, die ihn mit diesem Buch gefunden haben. Gehen musst du den Weg allerdings allein. Ich sage dir, was zu tun ist. Ob du dich dazu entschließt, ist deine Sache. Du hast täglich aufs Neue die Wahl – zwischen Angst und Lebenslust!

EINE GUTE UND EINE SCHLECHTE NACHRICHT

Die schlechte Nachricht: Du sitzt – nun ja – in der Scheiße!

Angst zu haben ist eigentlich kein Problem. Es wird aber eines, wenn die Angst zum ständigen Begleiter wird, sehr stark ist und sich bis zur Panik steigert.

Ich nehme an, dass du mehr Angst hast, als dir lieb ist. Deshalb interessiert dich dieses Buch. Diejenigen, die kaum Angst haben, lesen lieber etwas anderes. Falls es dir gelingt, mithilfe dieses Buchs deine Ängste abzulegen, wirst du vermutlich keine weiteren Bücher zu diesem Thema kaufen. Warum auch?

Im Moment hast du noch mit vielen Ängsten zu kämpfen. Du vermeidest bestimmte Situationen, in denen dir mulmig wird, weil das die einzige Möglichkeit ist, die du zurzeit kennst, um einigermaßen angstfrei zu sein.

Manchen ist selbst dies nicht vergönnt, weil sie praktisch immer Angst haben. Wo sie sind, ist auch die Angst. Anders gesagt: Wo die Angst ist, sind auch sie. Es ist, als wären sie und die Angst eins geworden. Tag und Nacht ist sie da, mal mehr, mal weniger.

Das ist erst mal eine schlechte Nachricht, oder etwa nicht? Auf die Gefahr hin, dass du den nächsten Satz für eine abgedroschene Phrase hältst, sage ich ihn trotzdem: Die Krise kann zur Chance werden. Nicht, dass du dich freuen sollst, dass du so angsterfüllt bist, aber tatsächlich können deine Ängste zum Ausgangspunkt eines besseren Lebens werden. Anders als viele, die furchtloser sind, kannst du dich um deine Angst nicht herummogeln. Dadurch hast du die Möglichkeit, dich ein für alle Mal von diesem unguten Gefühl zu verabschieden. Andere haben das Pech, dass ihre Ängste nie so stark werden, dass sie sich entschließen, ein Buch wie dieses zu lesen. Sie vermeiden ein paar Situationen, nehmen ab und zu Beruhigungspillen, und denken – zu Unrecht –, sie kämen mit ihren Ängsten klar. Leider versäumen sie dadurch einiges im Leben. Sie glauben, das sei der übliche Preis. Doch im Vergleich zu denen, die Ängste zu überwinden hatten und sich von ihnen befreit haben, leben sie ein ziemlich durchschnittliches Leben. Durchschnittlich zu sein heißt aber, sich vieles nicht zu trauen. Man ist dann nicht vertraut damit, sich überwinden zu müssen.

So, und genau da liegt deine Chance. Du kannst Angst und Panik hinter dir lassen und ein neues Leben anfangen, eines ohne diese einengenden Gefühle. Das geht übrigens in jedem Alter. Egal ob du vier Jahre alt bist – in diesem Fall weiß ich allerdings nicht, wie du es schaffst, dieses Buch zu lesen – oder ob du 104 bist – Gratulation, dass du es als ängstlicher Mensch so weit gebracht hast –: Du kannst lernen, mit deinen Ängsten anders umzugehen als bisher. Indem du sie zähmst, werden sie zu unauffälligen Begleitern, die dich nicht davon abhalten, zu tun, was immer du willst.

Aus der schlechten Nachricht (du kannst das Buch vor Angst kaum ruhig halten), wird im Grunde eine gute: Du kannst in wenigen Minuten, Stunden, Tagen, Wochen und Monaten immer angstfreier werden, so angstfrei, wie du sein möchtest. Es hängt allein davon ab, wie konsequent du das Gelesene in deinem Leben anwendest.

Aber ich habe eine noch bessere Nachricht für dich.

Die gute Nachricht: Bei dir ist nichts kaputt, du hast nur noch nicht gelernt, mit Ängsten richtig umzugehen

Der Umgang mit Ängsten will gelernt sein; denn eigentlich sind nicht die Ängste das größte Problem, sondern die mangelnde Fähigkeit, mit ihnen fertig zu werden.

Das ist vergleichbar mit dem Umgang mit Wasser. Wer nicht schwimmen kann, geht unter. Diejenigen, die es gelernt haben, vergnügen sich den ganzen Sommer im angenehm kühlen Nass. Ist das nicht irre, dass so eine einfach zu erlernende Technik wie das Schwimmen den Unterschied zwischen Wohl und Wehe ausmacht? Weniger poetisch ausgedrückt: den Unterschied zwischen Leben und Tod?

Das Wasser an sich stellt kein Problem dar. Es wird nur für die Nichtschwimmer zu einem. Sie müssen das tiefere Wasser und die damit verbundenen Freuden meiden, können weder hineinspringen noch tauchen, noch darin spielen. Alle anderen haben die Möglichkeit, sich einen Lebensraum zu erschließen, der sonst nur Fischen zur Verfügung steht. Manche machen das Schwimmen und Tauchen zu ihren liebsten Hobbys.

Genauso ist es mit der Angst. Wer mit ihr nicht umgehen kann, meidet sie und alle Lebenslagen, in denen sie auftauchen könnte. Die Freuden, die mit solchen Situationen ebenfalls verbunden sind, bleiben ihnen versagt. So ist ihr Leben ärmer, als es sein müsste.

Wer dagegen den Umgang mit Ängsten beherrscht, kann sich überall hinwagen. Diese Menschen können Achterbahn fahren, in fremde Länder reisen, neue Menschen kennenlernen, den Beruf wechseln. Sie haben keine Angst vor Krankheiten, auch nicht vor dem Alter oder dem Tod. So wird das Leben zum Abenteuer, zum Spiel oder zu einem vergnüglichen Tanz.

Das Zeug dazu hat jeder. Menschen, die sehr ängstlich sind oder oft Panik haben, sind im Prinzip nicht anders als diejenigen, die frei davon sind. Bei ihnen ist nichts kaputt. Es sind nicht die Gene, nicht die Hormone, nicht ihr Gehirn und nicht ihr Schicksal. Sie sind weder vom Teufel besessen noch unterliegen sie einem Fluch. Sie sind einfach nur scheiße programmiert, wie ich das in einem meiner Bücher mal ausgedrückt habe. (*Reset. Bei dir ist nichts kaputt, du bist nur scheiße programmiert.*)

Fast alle Ängste sind gelernt. Was man gelernt hat, kann man wieder verlernen. Man kann etwas Neues lernen, nämlich wie man angstfrei lebt. Wovor wir Angst haben müssen und wovor nicht, wird uns beigebracht. Manchmal bilden wir uns auch selbst eine Meinung von den Dingen und glauben, etwas fürchten zu müssen, was an sich vollkommen harmlos ist.

Nicht einmal vor dem Tod müsste man Angst haben. Auch dazu habe ich bereits ein Buch geschrieben (*Der Tod ist besser als sein Ruf. Von einem gelassenen Umgang mit der eigenen Endlichkeit*). Tatsächlich gibt es Kulturen, für die der Übergang in eine andere Welt etwas total Selbstverständliches ist.

Wie Gefühle im Allgemeinen und Ängste im Besonderen entstehen: Darauf werde ich an verschiedenen Stellen in diesem Buch noch zurückkommen. Und damit können wir auch gleich noch ein anderes Thema abhaken: Ich werde mich in diesem Buch wiederholen und öfter mal hin und her springen. Das ist kein Zufall, sondern beruht auf einer bewussten Entscheidung. Wiederholungen sind Teil unseres Lebens. Man kann sie lieben oder hassen. Jedenfalls sind sie fürs Lernen unentbehrlich. Die Lektionen im Leben kommen anders als vielleicht in der Schule auch nicht hübsch nacheinander, sondern vollkommen chaotisch, nicht wie wir wollen, sondern so, wie sie wollen. So ist das eben, und so ist es auch in diesem Buch.

Wie ich unfreiwillig zum Experten für Angst und Panik wurde

Viele Lernprogramme sucht man sich nicht aus. In der Schule kann man bestimmte Fächer abwählen. Im Leben geht das nicht. Da heißen die fünf Grundfächer: Partnerschaft, Familie, Beruf, Geld und Gesundheit. Okay, manche versuchen, auch im Leben eines oder mehrere dieser Fächer abzuwählen, aber die Folgen sind schlimmer, als wenn du in der Schule nicht versetzt wirst. Wenn du im Leben hängen bleibst, bedeutet das nämlich, dass du die Lektionen so lange vorgeknallt kriegst, bist du sie geschnallt hast oder abtrittst.

Das gilt besonders im Fach »Gesundheit«. Du kannst zwar gegen die Regeln verstoßen. Das Leben sieht sich das sogar eine Weile mit an. Aber dann bekommst du eine Abmahnung in Form von körperlichen Beschwerden, Schmerzen und Krankheiten. Lernst du die notwendigen Lektionen danach immer noch nicht, werden die Einträge ins Zeugnis zunehmend heftiger. Das Leben ist unerbittlicher als alle Lehrer*innen, die du je hattest. Es meint es nicht schlecht mit dir, besteht aber gnadenlos darauf, dass du seine Gesetze verinnerlichst und dich nach ihnen richtest. Sonst wirst du verwiesen: nicht aus der Schule, sondern bei schweren Verstößen gegen die Naturgesetze sogar aus dem Leben, selbst wenn du noch ziemlich jung bist. Das heißt übrigens nicht, dass jede Krankheit eine Quittung für eine bestimmte Lebensführung ist.

Auf dem Stundenplan steht also unter anderem: Umgang mit Angst und Panik. Das bekam ich früh zu spüren. Ich litt schon als Kind unter vielen Ängsten. Gedichte aufzusagen war für mich ein Albtraum. Als einmal der Weihnachtsmann persönlich zur Bescherung kam, fand ich das überhaupt nicht lustig. »Hoppe, hoppe, Reiter« auf den Knien meines Vaters zu spielen, wozu gehörte, nach hinten losgelassen und wieder festgehalten zu werden, war definitiv scheiße.

Bis ich fünfundzwanzig war, lernte ich die Grundformen der Angst eine nach der anderen kennen. Anfangs hatte ich keine Namen dafür.

Doch als ich diese erfuhr, half mir das kein bisschen weiter; denn ob man namenlose Angst hat oder eine mit Namen, macht vom Gefühl her keinen Unterschied.

Ich kann also von mir behaupten, ein Experte für Angst und Panik zu sein. Ich habe das alles selbst erlebt, und wenn ich »alles« sage, meine ich alles. Ehrlich gesagt hätte ich gerne darauf verzichtet und stattdessen lieber gleich mit zwölf Jahren Fuck Panik gelesen. Aber zu jener Zeit gab es kaum psychologische Selbsthilfe. Solche Bücher kamen erst später auf den Markt. Doch auch das, was ich dann las, half mir nicht weiter. Große Versprechen, wenig dahinter; egal ob von Laien oder Wissenschaftler*innen geschrieben.

Heute kenne ich vielleicht ein Dutzend Bücher, die wirklich helfen. Aber entweder sind sie nicht mehr lieferbar oder nur auf Englisch erhältlich, meist sogar beides. Ich habe mich durch Tausende von Büchern gewühlt. Am Ende fand ich Gold. Die aufwendige Suche hatte sich für mich gelohnt.

Ich bin heute einer der angstfreisten Menschen, die ich kenne. Ich habe von der Pike auf gelernt, mit meinen Ängsten umzugehen und kann deshalb tun und lassen, was ich will und was mir Spaß macht. Da ich weiß, wie es einem geht, wenn man sich seinen Ängsten ausgeliefert fühlt, gebe ich diese Erfahrungen jetzt sehr gerne an meine Coaching-Klient*innen und meine Leser*innen, also an dich, weiter.

Gelassenheit beginnt im Kopf, Angst auch

Die Wende war für mich, als mir während meines Jurastudiums ein Mitarbeiter der psychologischen Studentenberatung (so hieß das damals) klarmachte, dass mich nichts ängstigen könne. Es sei nicht die Situation, die mir zu schaffen mache, sondern meine Gedanken darüber – und die könne ich ändern. Wow, darauf muss man erst mal kommen! Doch es war absolut überzeugend, was er da sagte. Ich verstand sofort, welche ungeheure Freiheit mir diese Erkenntnis eröffnete. Nichts da draußen kann mir Stress machen – nichts! Das wäre pure Magie. Wie soll das gehen?

Doch wie willst du sonst erklären, dass eine bestimmte Situation manchen Menschen Angst macht und anderen überhaupt nicht oder wenig? Wäre es die Situation, müssten alle gleich reagieren. Das ist aber ganz offensichtlich nicht der Fall. Nehmen wir die klassische Situation eines Besuches bei dem*der Zahnärzt*in. Einige Menschen gehen niemals da hin, weil ihre Angst zu stark ist. Lieber lassen sie ihre Zähne verfaulen! Anderen ist mulmig dabei, und manche gehen da hin, als ob sie einen Freund besuchen.

Wie willst du erklären, dass du in genau der gleichen Situation manchmal so und manchmal anders reagierst? Wäre es wirklich das Äußere, müsste deine Reaktion jedes Mal gleich sein. Denk zum Beispiel an einen Film, den du zweimal siehst. Beim ersten Mal findest du ihn super, beim zweiten Mal okay, aber nicht mehr. Vielleicht hast du es wie ich auch schon erlebt, dass du ein Buch erst beim zweiten Lesen gut fandest. Liegt das nun am Buch oder an dir? Das Buch hat sich nicht geändert, aber du. Genau gesagt: Deine Gedanken über das Buch sind andere geworden.

Mehr brauchst du dir an dieser Stelle noch nicht zu merken. Nur so viel: Es ist nicht die Situation, die dich ängstigt (auch wenn dir das im Moment noch so vorkommen mag). Erst deine Gedanken (also wie du die Situation wahrnimmst und wie du darüber denkst) führen zu deinen beklemmenden Gefühlen. Wenn es dir gelingt, die äußeren Umstände anders zu bewerten, bleibst du in Zukunft cool. Vielleicht lernst du sogar, die ›beängstigenden‹ Dinge ein bisschen zu lieben, zum Beispiel die Hunde, von denen du bisher dachtest, sie könnten dich beißen.

Übrigens reagieren auch diejenigen, die erfahren, dass es ihre Gedanken sind, die ihnen Angst machen, und nicht die Umstände, unterschiedlich. Kannst du dir denken, warum? Genau, es kommt darauf an, wie sie die neuen Informationen bewerten. Mir war damals sofort klar, dass ich meine Gedanken leichter ändern konnte als die Umstände, in denen ich lebte. Deshalb war ich froh, zu hören, wie sich die Dinge verhielten. Vieles lässt sich im Leben nicht ändern. Deshalb wäre es ziemlich blöd, wenn die Gefühle von den äußeren Gegebenheiten abhängen würden. Dann säße man in der Falle, und genau so fühlen sich viele. Mir ist es lieber, wenn ich die Freiheit habe, meine Gefühle und Reaktionen selbst zu regeln. Davon mache ich eifrig Gebrauch. Ich bestimme selbst, wie ich mich fühle und wie ich reagiere.

Eines solltest du dir aber auf jeden Fall sparen: deine Schuldgefühle. Du bist nicht schuld, dass du Angst hast. Mit Schuld hat das alles nichts zu tun. Du stehst vor keinem Gericht. Niemand klagt dich an. Lerne einfach, deine Gedanken, deine Gefühle und dein Verhalten so weit zu beherrschen, dass es dir und deiner Umgebung gut geht.

ANGST IST NORMAL, ABER DAS MACHT ES NICHT BESSER

Wenn du keine Angst hast, hast du ein Problem

Grundsätzlich ist Angst etwas Gutes. Sie schützt einen vor Gefahren, vor Schäden, die überall drohen. Man muss sich vorsehen. Sonst sind Schmerzen, Krankheiten und im äußersten Fall der Tod die Folge. Wenn man nicht aufpasst, können Freundschaften in die Brüche gehen. Berufskarrieren enden, bevor sie richtig angefangen haben. Man steht ohne Geld da. Vor all dem warnen uns die Ängste.

Eigentlich eine tolle Erfindung. Wenn es sie nicht gäbe, müsste man sie glatt erschaffen. Stell dir mal vor, du wärest Gott und müsstest dir irgendetwas einfallen lassen, damit deine Geschöpfe, darunter die Menschen, nicht vorzeitig die Erde verlassen. Mit einem Mal hast du eine geniale Idee: Ängste und Schmerzen. Du stattest die Menschen mit superunangenehmen Gefühlen aus, damit sie alle gefährlichen Situationen vermeiden. Fassen sie eine heiße Herdplatte an, erleiden sie Schmerzen und ziehen die Finger blitzschnell zurück. Von nun an haben sie Angst, einer Herdplatte zu nah zu kommen.

Da fällt mir dieser Witz ein: Alle Pilze sind essbar, manche aber nur einmal. Es hat sich früh herumgesprochen, welche Pilzarten man meiden muss. Wer zu sorglos beim Pilzsammeln im Wald ist, wer also zu wenig Angst vor giftigen Pilzen hat, bringt sich in Lebensgefahr. Das gilt auch für andere Risiken. Es ist gut, dass wir die Angst als Warnsignal haben.

Aufgrund der in der gesamten Menschheitsgeschichte gemachten Erfahrungen lassen sich Gefahren heute gut einschätzen. Auf nahezu jedem Gebiet gibt es Expert*innen, die genau wissen, worauf man achten muss. Dabei ist zu unterscheiden, ob ein Schaden möglich oder wahrscheinlich ist. Möglich ist sehr vieles, aber ist es auch wahrscheinlich? Aufgrund mangelnder Unterscheidung in diesem Punkt machen sich Menschen mehr Ängste als nötig. So kann ein Personenzug jederzeit verunglücken, aber es ist sehr unwahrscheinlich. Wenn man bedenkt, wie viele Eisenbahnen täglich weltweit unterwegs sind, ist die Zahl der Menschen, die dabei ums Leben kommen, sehr, sehr gering. Kein Grund jedenfalls, sich wegen einer Zugfahrt Sorgen zu machen.

Wie weit man einen vernünftigen Grund hat, sich zu ängstigen, hängt vom eigenen Wissen und Können ab. Kinder sind zu Recht vorsichtig. Sie müssen die Welt erst beobachten und erkunden, bevor sie sorglos sein können. In Gegenwart erfahrener Erwachsener sind sie sicher. Allein dagegen sind sie ängstlich und hilflos.

Wer den Umgang mit Giftschlangen lernt, muss nicht einmal vor diesen besonders viel Angst haben. Diejenigen, die sich im Zoo um Schlangen kümmern, wissen, wie sich diese Tiere verhalten, wie nah man ihnen kommen darf, wann sie angreifen und wann nicht. Vorsicht bleibt geboten, aber Panik wäre völlig fehl am Platz. Ohne dieses Wissen ist man dagegen ziemlich verloren und meidet Giftschlangen besser.

Wenn du zu viel Angst hast, hast du ein Problem

Ist die Welt ein gefährlicher Ort? Muss man ständig Angst haben? Nein, normalerweise lernt man seine Umwelt kennen und kommt dort gefahrlos und frei von Ängsten zurecht. Die Menschen, die sich in ihrer näheren Umgebung auskennen, sagen einem gerne, wo und wann es gefährlich werden könnte. Der Urwald ist nicht bedrohlicher als die Großstadt. Sonst würden Menschen weder da noch dort überleben. Vom Leben im Urwald oder in der Wüste weiß ich nichts, aber ich kann dir sagen, wo du in Berlin hingehen kannst und wo besser nicht, was du tun und was du lassen solltest. Ich erinnere mich an eine Freundin aus einer Kleinstadt, die mir erzählte, wie sie in der U-Bahn mit einem Bettler Probleme bekam. Sie war es gewohnt, auf Menschen einzugehen, Blickkontakt zu machen und mit anderen zu sprechen. Auch wenn dies grundsätzlich die richtigen Verhaltensweisen sind, trifft das auf eine Großstadt wie Berlin nicht zu. Hier schaust du nicht jedem in die Augen, sondern ignorierst manche Leute. Dann lassen sie dich zufrieden. Du belehrst hier keine Bettler oder Drogenabhängigen, genauso wenig, wie du in jeden Park gehst. Das kannst du nur machen, wenn du diese speziellen Milieus kennst und ihre Spielregeln beherrschst. Sonst hältst du lieber Abstand und nimmst keinen Kontakt auf. Dann lebst du auch in ein einer Metropole so sicher wie in einer Kleinstadt. Ja, es kommt vor, dass hier an einigen Ecken manchmal geschossen oder ein Geldtransporter mitten am Vormittag überfallen wird. Aber das ist extrem selten, und dabei stirbt fast nie jemand. Das Leben in den eigenen vier Wänden ist da wesentlich gefährlicher, weil im Haushalt wie gesagt die meisten tödlichen Unfälle passieren.

Wenn du also durch eine Großstadt gehst und überall Gefahren vermutest, liegt das entweder an deiner Unerfahrenheit oder an deiner allzu großen Fantasie. Je mehr Gefahren du dir einbildest und je ohnmächtiger du dich fühlst, desto anfälliger bist du für Ängste aller Art. Was ist, wenn … ? Es könnte doch aber … ? Wenn du oft so denkst, verlässt du irgendwann das Haus nicht mehr und hast trotzdem noch Angst, sogar unter der Bettdecke. Dann stirbst du zwar nicht, hast aber auch kein richtiges Leben. Es heißt, Schiffe seien nur im Hafen sicher, dafür sind sie aber nicht gemacht.

Auch du bist nicht dafür geschaffen, ständig auf Nummer sicher zu gehen, dich nie etwas zu trauen und möglichst lange an Muttis Rockzipfel zu hängen. Das sind die Leute, die mit sechzig sagen, dass sie nun Vollwaisen sind, weil ihre Eltern gerade mit neunzig an Altersschwäche gestorben sind. Lass es nicht so weit kommen!

Das Ausmaß deiner Ängste ist eine Frage deiner Fantasie. Wenn du deine Einbildungskraft dafür missbrauchst, nichts als Ängste zu kreieren, schaffst du dir völlig unnötige Probleme und verpasst viele mögliche Freuden. Du bist nicht auf der Welt, um Angst zu haben, sondern um ein wunderbares, erfülltes Leben zu leben. Angst sollte die Ausnahme sein, Glück die Regel.

Angst ist keine Krankheit

DSM-5? ICD-10-GM? Sagt dir das was?

Das *Diagnostical and Statistical Manual* (DSM) *of Mental Disorders, Fifth Edition* (5), erschienen 2013, ist ein amerikanisches Handbuch für psychische Störungen. Es ist für Psychiater in den USA verbindlich, um Diagnosen zu stellen. Dafür bietet das Handbuch eine Reihe von Kriterien, die vorliegen müssen, um von einer mentalen, behandlungsbedürftigen Störung zu sprechen. Die Ärzte haben dabei einen gewissen Beurteilungsspielraum. Die erste Ausgabe des Handbuchs erschien 1952. Seitdem ist die Zahl der in ihm aufgeführten Krankheiten um mehr als das Dreifache gestiegen, von 106 auf 374, obwohl im Laufe der Jahrzehnte auch mal bestimmte psychische ›Erkrankungen‹ gestrichen wurden. So galt Homosexualität zunächst als psychischer Defekt, der geheilt werden sollte. Therapeuten wie Paul Watzlawick haben sich darüber lustig gemacht, dass der Amerikanische Psychiaterverband (APA) über Nacht Millionen schwuler amerikanischer Männer geheilt habe, indem Homosexualität aus dem Diagnose-Handbuch entfernt worden sei.

Das allein zeigt schon die Problematik solcher Klassifikationssysteme. Inwieweit einzelne geistige »Störungen« tatsächlich »Krankheiten« darstellen, ist heftig umstritten.

Ähnlich verhält es sich mit dem ICD-10-GM. Das ist die Abkürzung für ein weiteres Diagnose-Handbuch mentaler »Krankheiten«. *International Statistical Classification of Diseases and Related Health Problems* lautet sein voller Name, heißt also so viel wie »Internationale statistische Klassifikation von Krankheiten und verwandter Gesundheitsprobleme«. Es ist 2019 in zehnter Auflage erschienen, eine elfte ist bereits für 2022 angekündigt. GM, was für »German Modification« steht, ist die deutsche Ausgabe (Modifikation) davon. Herausgegeben wird es von der WHO, der Weltgesundheitsorganisation. Im fünften Kapitel sind die geistigen Krankheiten erfasst, jedenfalls die, die die WHO dafür hält. In Deutschland sind die Kassenärzt*innen und -therapeut*innen verpflichtet, sich danach zu richten.

Bestimmte »Angststörungen« gelten danach als »Krankheiten«. Das hat den Vorteil, dass die gesetzlichen Krankenkassen die Behandlungskosten einer Therapie übernehmen.

Wie komme ich nun dazu, zu behaupten, Angst sei keine Krankheit? Das kann ich mir unabhängig von einem Streit über Sinn und Unsinn dieser Klassifikationshandbücher erlauben, weil nur ein Teil der Ängste als therapiebedürftig gilt. Das ist unstrittig. Grundsätzlich ist Angst keine Krankheit. Ausnahmsweise kann sie nach den Definitionen der WHO bzw. der APA eine sein, wenn man deren Begriffsbestimmungen folgen will. Die zunehmende Pathologisierung des Alltags ist eine Tendenz, die möglicherweise stärker den Bedürfnissen der Ärzteschaft und der Pharmakonzerne folgt als denen der Menschen.

Eine einzige Klassifikation macht Millionen Menschen zu Patient*innen oder befreit sie von dem Ruf, krank zu sein, siehe das oben genannte Beispiel der Homosexualität.

Der stärkste Einwand aber scheint mir zu sein, dass mit einer Diagnose wenig gewonnen ist. Aus Sicht der Betroffenen ist die Therapie stets wichtiger als die Diagnose.

Ängste sind Teil des Lebens, genauso wie Schmerzen. Ist das Leben deshalb eine Krankheit? Pessimist*innen würden diese Frage wohl bejahen. Ich tue es nicht!

Jeder hat Angst, doch niemand gibt es gerne zu

Das Verhältnis der meisten Menschen zu ihren Gefühlen ist zwiespältig. Einige davon sind ihnen willkommen, andere werden vermieden oder bekämpft. Zur ersten Gruppe gehören grundsätzlich alle angenehmen Gefühle, zum Beispiel Freude, Gelassenheit, Liebe oder Heiterkeit. Allerdings gibt es sogar hier Ablehnung aus religiösen oder moralischen Gründen. So verbieten sich manche Menschen die Freude am Essen, weil sie um die Hungertoten in der Welt wissen und ein schlechtes Gewissen haben, dass es ihnen selbst so gut geht.

Verbreitet ist dagegen das Vermeiden und Bekämpfen unangenehmer Gefühle. Emotionen wie Ärger, Angst, Ekel, Neid und Eifersucht werden selten akzeptiert, wobei es durchaus Unterschiede gibt. Menschen haben im Allgemeinen keine großen Probleme damit, wütend oder ärgerlich zu werden. Tatsächlich stellen Gespräche über die großen und kleinen Ärgernisse des Alltags einen nicht unerheblichen Teil aller Informationen dar, die ausgetauscht werden. Selbstverständlich versagt sich eine Minderheit die Äußerung ihres Ärgers, weil sie gelernt hat, dass sich das angeblich nicht gehört.

Auch über Eifersucht zu reden fällt vielen noch leicht. Schwieriger ist es bei Neid, weil es als unmoralisch gilt, neidisch zu sein. Wer neidisch ist, gönnt anderen ihr Glück nicht, und das wird häufig als engherzig bewertet.

Ganz schwierig wird es bei Ängsten. Zuzugeben, dass man Angst empfunden hat, zumal bei Dingen, bei denen man weiß, dass man ihretwegen keine Angst zu haben bräuchte, fällt vielen schwer. Man kann in diesen Fällen nicht unbedingt mit Verständnis rechnen, sondern wird unter Umständen ausgelacht oder bemitleidet. Deshalb behält man solche Gefühle lieber für sich.

Über Sorgen lässt sich schon eher sprechen. Sorgen sind irgendwie okay. Aber Angst oder gar Panik zu haben gilt als Eingeständnis einer Schwäche. Und wer will schon als schwach dastehen?

Deshalb bekommt Angst beschönigende Namen. Man ist lieber aufgeregt, nervös, unsicher, gestresst, hat Lampenfieber oder Bammel. Natürlich kann Aufregung etwas anderes sein als Angst. Oft muss dieser Begriff aber dafür herhalten, wenn man in Wahrheit ängstlich ist.

Eventuell gesteht man sich noch zu, seine Angst beim Namen zu nennen, wenn man sicher sein kann, dass andere anstelle von einem auch welche gehabt hätten.

Ausnahmsweise darf man mal ängstlich sein. Auf keinen Fall ist es jedoch erlaubt, genauso oft Angst wie Ärger zu haben. Diesen Status teilt die Angst mit der Depression oder der Trauer. Mitzuteilen, dass man häufig traurig oder depressiv ist, vielleicht auch nur in milder Form, würde den Gesprächspartnern Sorge bereiten, um nicht zu sagen: Angst machen.

Wer also häufig Angst verspürt und andere dies merken lässt, kommt schnell in den Ruf, ein Feigling, Angsthase, Waschlappen oder eine Memme zu sein.

Angst ist anders als Ärger und Stress nicht sexy.

Panik ist keine Krankheit, sie fühlt sich nur wie eine an

Wenn schon Angst keine Krankheit ist, ist dann wenigstens Panik eine? Wenn man nach der Schwere der akuten Symptome geht, könnte man zu diesem Schluss gelangen. Herzrasen, unregelmäßiger Herzschlag, Schwitzen, Beine aus Fruchtgelee, Schwindel, Erstickungsgefühle, Übelkeit, Bauchschmerzen: Da kommt einiges zusammen. Fühlt sich richtig unangenehm an. Darüber zu reden geht eigentlich noch. Aber mittendrin zu stecken in einer voll ausgewachsenen Panikattacke, ist etwas ganz anderes. In dem Moment möchte man nur noch, dass es sofort wieder aufhört.

Tatsächlich nehmen nicht wenige Menschen solche Symptome zum Anlass, die Notaufnahme einer Klinik aufzusuchen. Wenn sie Pech haben, finden die Ärzte etwas, das ihrer Meinung nach weiter untersucht werden sollte. Am Ende lautet das Urteil aber: Sie können wieder nach Hause gehen. Es ist nur eine Panikattacke. Nur! Erfahrene Ärzte haben meist gleich den Verdacht, dass die Betroffenen nicht mehr als Panik haben. Viele dieser Patient*innen sind sofort geheilt, sobald sie in die Klinik kommen; denn dort fühlen sie sich sicher. Sie glauben nicht mehr, sterben zu müssen, und die Symptome klingen ab.

Wegen des Gefühls, die letzte Stunde habe geschlagen, spricht man bei Panik auch von Todesangst. Und damit kommen wir zum Kern des Ganzen, nämlich der Funktion von Panik. Warum gibt es sie überhaupt? Bereitet sie einem nicht nur eine Menge unnötiger Probleme?

Panik gehört wie Angst zur Grundausstattung jedes Menschen. Die Natur hat sich durchaus etwas dabei gedacht, uns eine Panikreaktion mitzugeben. Ursprünglich sollte diese uns befähigen, den gesamten Körper im Bruchteil einer Sekunde in höchste Alarmbereitschaft zu versetzen. Die hektische Atmung, der rasende Herzschlag, die erhöhte Blutgerinnung im Fall einer Verletzung sind Beispiele für Maßnahmen des Körpers, die einem in größter Gefahr das Leben retten können.

Im elften Stock eines wohltemperierten, klimatisierten Hochhauses in völliger Sicherheit machen solche Reaktionen allerdings keinen Sinn. Sie würden dort auch nicht auftreten, wären wir nicht in der Lage, uns große Gefahren nur einzubilden oder uns an sie zu erinnern. Unsere Fantasie und unser Erinnerungsvermögen reichen aus, eine Panikattacke in uns auszulösen. Alle anderen unterhalten sich gemütlich, trinken Kaffee und genießen die schöne Aussicht; nur wir kämpfen mit heftigen, körperlichen Symptomen und hoffen, dass möglichst niemand davon etwas mitbekommt.

Aber heißt es nicht, man könne vor Angst tot umfallen? Kann man wirklich sicher sein, dass die Panik einen nicht umbringt? Nun könnte ich antworten, wie es in manchen Büchern steht, dass Panik ungefährlich ist, es sei denn ... Und genau bei diesem »es sei denn« würden deine Ängste anspringen. Jedenfalls war das bei mir so, wenn ich dergleichen las. Ich dachte dann: »Vielleicht bin ich die Ausnahme, die vor Angst stirbt.«

Deshalb sage ich etwas anderes: Panik soll dich nicht umbringen, sondern dein Leben retten. Zu diesem Zweck hat die Natur sie geschaffen. Je mehr Angst du hast, vor Angst zu sterben, desto häufiger, länger und heftiger wirst du Panik haben. Es ist paradox! Am besten erlaubst du deiner Panik, zu kommen und zu gehen, wann immer sie will, während du einfach, so gut es geht, dein Leben weiterlebst. Mach dir keine Hoffnung, an einer Panikattacke zu sterben. Du wirst dich ein weiteres Mal schlecht fühlen – mehr nicht.

Ach ja, und natürlich gibt es im DSM-5 und im ICD-10-GM auch Kriterien für Panikstörungen. Wie sagte doch Woody Allen: »Nietzsche nannte es den Willen, sein Arzt diagnostizierte es als Heuschnupfen.« Wenn du weißt, was ich meine.

DU KANNST VOR ALLEM ANGST HABEN – NA PRIMA!

Todesangst, die Mutter aller Ängste

Der folgende Dialog könnte für viele stehen, in denen Ängste näher ergründet werden:

»Wovor hast du Angst?«

»Dass ich in der Schule schlechte Noten bekomme.«

»Warum macht dir das Angst?«

»Weil ich dann kein gutes Abschlusszeugnis schaffe.«

»Warum macht dir das Angst?«

»Weil ich ohne guten Schulabschluss keinen Ausbildungsplatz bekomme.«

»Warum macht dir das Angst?«

»Weil meine Eltern dann sauer auf mich sind.«

»Warum macht dir das Angst?«

»Weil sie mich dann vielleicht eines Tages rausschmeißen.«

»Warum macht dir das Angst?«

»Weil ich dann keine Wohnung und kein Essen mehr habe.«

»Warum macht dir das Angst?«

»Weil ich ohne Essen sterben müsste.«

Oft ist man sich der Ursachen seiner Ängste gar nicht bewusst. Ein Dialog wie der vorstehende spielt sich meist nur in unserem Inneren ab. Manchmal ist er wesentlich kürzer:

»Warum hast du Angst vor Flugreisen?«

»Das Flugzeug könnte abstürzen.«

»Warum macht dir das Angst?«

»Na, dann bin ich doch tot.«

»Und warum macht dir das Angst?«

»Totsein stellte ich mir schrecklich vor.«

Nicht immer muss der letzte Grund Todesangst sein. Doch in sehr vielen Fällen läuft es darauf hinaus. Dass die Befürchtung unrealistisch ist, spielt dabei keine Rolle. So wird derjenige, der sich vor schlechten Schulnoten fürchtet, vielleicht besser abschneiden als erwartet, am Ende doch noch einen guten Abschluss schaffen, selbst mit schlechtem Zeugnis einen Ausbildungsplatz finden. Wenn nicht, werden die Eltern trotz ihres möglichen Ärgers zu ihm halten, und falls sie verlangen, dass er auszieht, wird er höchstwahrscheinlich Alternativen finden und so oder so ein Dach über dem Kopf und etwas zu essen haben. Die schlimmsten Befürchtungen erfüllen sich selten.

Das Ausmaß der Angst hängt unter anderem davon ab, wie viel auf dem Spiel steht. Wer alles zu Fragen von Leben und Tod erklärt, wird eine Menge Angst ausstehen müssen.

Diejenigen, die ein entspanntes Verhältnis zum Tod haben, werden dagegen wenig Angst verspüren. Was soll schon passieren? Wen das angeblich Schlimmste nicht beunruhigt, bleibt auch dann noch gelassen, wenn die anderen schon längst in Panik sind.

Die Angst vor Schmerz und Leid

Ab und zu sagt jemand, er habe keine Angst vor dem Tod. Doch dann kommt gleich hinterher: aber Angst vor Schmerzen beim Sterben. Na, prima! Du kannst vor allem Angst haben. Wenn nicht vorm Tod, dann eben wegen möglicher Schmerzen dabei. Oder man fürchtet sich, dass die Liebsten damit nicht zurechtkommen. Oder dass sich niemand um den Hund kümmern wird. Oder dass man einsam und allein sterben muss. Oder umgekehrt, dass andere dabei zusehen. Oder vielleicht fällt dir noch etwas ein, weswegen man im Zusammenhang mit dem Sterben Befürchtungen hegen könnte.

Meine Mutter hat immer gesagt: Der Tod sucht Ursachen. Auch Angst sucht sich Gründe. Es gibt keine natürliche Grenze für Befürchtungen. Es ist alles nur eine Sache der Fantasie und der inneren Einstellung. Denn auch die Angst vor Schmerzen, ob mit oder ohne Sterben, ist nur eine Frage des Umgangs damit.

Besonders klar wurde mir das, als ich las, wie es einem Psychiater durch Meditation gelang, seine Schmerzen zu minimieren bzw. ganz auszuschalten. Er hatte gelernt, sich körperlich sehr gut zu entspannen und, egal was passierte, ein inneres Wohlgefühl zu spüren. Da er testen wollte, wie weit diese Fähigkeit zur Beherrschung von Schmerz ging, bot sich ihm diese Gelegenheit, als er sich von einem Kieferchirurgen mehrere Zähne entfernen lassen musste. Er suchte sich jemanden, der bereit war, ihn ohne Betäubung zu operieren. Allerdings musste er den Chirurgen erst in einem längeren Gespräch davon überzeugen, an diesem Experiment teilzunehmen. Am Tag vor der Operation rief ihn der Arzt an, um sein Einverständnis zurückzuziehen. Er habe die Röntgenaufnahmen gesehen. Danach würde er tief in den Kiefer schneiden müssen. Dies ginge nicht ohne Betäubung. Wieder brauchte es sehr viel Überzeugungskraft des Psychiaters, das Ganze doch wie geplant durchzuführen.

Tatsächlich stand der Psychiater das Ganze durch, ohne nennenswerte Schmerzen zu verspüren. Er blieb die gesamte Zeit körperlich völlig entspannt und lenkte seine Aufmerksamkeit in Teile seines Körpers, die schmerzfrei waren. Klar ist, dass eine derartige Selbstbeherrschung in der Regel nur durch längere Übung möglich ist.

Doch sie ist möglich. Im Prinzip könnte jeder, der entsprechend zu meditieren lernt, sich auf diese Weise von Schmerzen befreien.

Dazu passt auch, dass ein buddhistischer Mönch sich während des Vietnamkriegs aus Protest gegen den Krieg in seinem Land mit Benzin übergoss und anzündete. Seelenruhig in Meditation verweilend, verbrannte er bei vollem Bewusstsein. Das ist krass, oder?

Schmerz wird gelernt. Genauer gesagt: Es wird gelernt, wie man ihn empfindet, bewertet und wie man äußerlich darauf reagiert. Was man gelernt hat, kann man wieder verlernen. Die Wahrnehmung von Angst und Schmerz, mehr noch der Umgang mit allen unangenehmen Gefühlen lässt sich trainieren.

Manchmal kann man lesen, dass Schmerz unvermeidlich, doch Leid optional sei. Doch es geht sogar noch weiter: Auch Schmerz ist optional.

Sowohl Ängste als auch Schmerzen haben eine wichtige Funktion. Man sollte sie als Signal verstehen und ihre Botschaft entschlüsseln. Manchmal haben Ängste und Schmerzen jedoch keine Botschaft oder keine neue. Dann ist es sinnvoll, Ängste und Schmerzen abzustellen, am besten ohne Medikamente.

Viele Menschen wünschen sich, am Ende ihres Lebens sanft einzuschlafen. Grundsätzlich ist es möglich, entspannt und ohne Schmerzen zu sterben. Doch noch besser ist es, entspannt und schmerzfrei zu leben. Dann haben Ängste kaum eine Chance.

Die Angst, nie wieder glücklich zu sein

Besonders beim Verlust von Menschen und Dingen, die man liebt, kann die Angst aufkommen, danach nie wieder so glücklich sein zu können wie zuvor.

Achte bitte auf die Formulierung dieses Satzes. Wie leicht sagt man »schmerzliche Verluste« – so als ob das Leid durch den Verlust selbst verursacht werde – oder »Menschen und Dinge, die einen erfreuen« – als brächten diese automatisch das Glück mit sich. Dem ist jedoch nicht so. In Wahrheit hängt alles von unserem Denken ab. Das Denken spiegelt sich in unseren Gefühlen und Handlungen.

Glück kommt, Glück geht, kommt, geht, so wie alle Gefühle. Man braucht sich keine Sorgen zu machen, dass es für immer verschwindet. Genauso ist auch die Hoffnung unberechtigt, es bleibe einem für immer erhalten, rund um die Uhr, rund ums Jahr. Wir leben in einer unbeständigen Welt.

Die emotionalen Probleme entstehen aber nicht durch den ewigen Wandel, sondern dadurch, dass wir das Vergängliche festhalten wollen und das Neue ablehnen. Daraus kann uns nur eine der Realität entsprechende Flexibilität befreien. Je mehr wir bereit sind, loszulassen und die Veränderung zu akzeptieren, brauchen wir keine Angst mehr zu haben, zum Unglücklichsein verdammt zu sein.

Ein Coaching-Klient von mir erkannte in einer Stunde, dass das Neue vielleicht sogar besser sein könnte als das Alte. Diese Erwartung muss sich nicht in jedem Fall bewahrheiten. Aber in der Tat könnte das Beste erst noch kommen.

Leider gelingt vielen nicht der Durchbruch zu dieser Erkenntnis. Sie bleiben dabei, dass nichts so gut ist wie früher. »Früher war alles besser« lautet ihre Grundüberzeugung. Mit dieser Einstellung braucht man sich nicht zu wundern, wenn man die Zukunft zu fürchten beginnt. So gesehen kann sie nichts Gutes bringen. Im Gegenteil: Man glaubt, ein unaufhörlicher Abstieg sei im Gange. Und tatsächlich finden wir zahlreiche Aussagen dieser Art:

- das Abendland gehe unter,
- die Natur sei nicht mehr zu retten,
- die Menschen, insbesondere die jungen, würden zunehmend dümmer, unhöflicher und egoistischer,
- das Alter bringe nichts als Krankheit und Behinderung mit sich,
- die Menschheit steuere auf eine Apokalypse zu.

Da ist es nicht weit bis zu der resignativen Aussage: »Das Leben ist eine Scheiße nach der anderen, und am Ende stirbst du.«

Seltsamerweise sind derartige Klagen seit Jahrtausenden in der einen oder anderen Form in vielen Kulturen zu hören. Sie sind offenbar mehr Ausdruck einer pessimistischen Erwartung als einer wirklichkeitsgemäßen Erkenntnis.

Niemand weiß, was die Zukunft bringt. Versuch dich mal darin, die Ergebnisse von Sportwettbewerben vorauszusagen. Oder schreib einmal auf, welche gesellschaftliche und politische Entwicklung du in den nächsten zehn Jahren erwartest. Wenn du Glück hast, wird ungefähr die Hälfte deiner Voraussagen zutreffen. Das entspricht der Bauernweisheit: »Kräht der Hahn auf dem Mist, ändert sich das Wetter. Oder es bleibt, wie es ist.«

Aber gibt es nicht an jedem Wochenende ein paar Menschen, die die Glückszahlen im Lotto richtig vorausgesehen haben? Na ja! Erstens gibt es nicht an jedem Wochenende Lottokönig*innen und zweitens haben diese Personen die richtigen Zahlen nicht vorausgesehen, sondern nur richtig geraten. Das passiert mit großer Wahrscheinlichkeit, wenn Abermillionen Tipps abgegeben werden. (Drittens verlieren erstaunlich viele von denen, die das ganz große Los gezogen haben, ihr Vermögen wieder, weil sie nicht damit umgehen können. Nur durch Zufall sind sie an eine immense Summe gekommen.)

Was das Glücklichsein angeht, so ist es ohnehin nicht an Geld und Besitz gebunden, wie schon das Märchen vom Hans im Glück erzählt.

Wer will, kann daraus eine Gewohnheit machen wie aus der Angst, mit dem großen Unterschied, dass es sich wesentlich besser anfühlt, glücklich zu sein statt ängstlich.

Die kleine Schwester der Todesangst: Angst vor dem Alter

Wie ich eben sagte, erwarten Pessimist*innen vom Alter nichts als Krankheit und Behinderung. Alles andere blenden sie aus: sowohl die Freuden des Alters als auch die Tatsache, dass es viele Hochbetagte gibt, die gesund altern und gesund sterben.

Gesund sterben? Ist das nicht ein Widerspruch in sich? Muss dem Tod nicht eine Krankheit vorausgehen?

So wird es uns von den Medien häufig suggeriert, aber das liegt daran, dass das Negative dort überhaupt lieber präsentiert wird als das Positive. Bis heute ist der Konsum der sogenannten ›Nachrichten‹, die in Rundfunk, Fernsehen und in der Presse erscheinen, für viele Menschen deprimierend. »Die Welt ist schlecht«, ist der Eindruck, der entsteht, wenn man sich ständig mit solch einseitigen Informationen berieseln lässt.

»Alt zu werden ist eine Strafe«, lautet deshalb auch das Credo zahlreicher Menschen. Die Frage »Möchtest du hundert Jahre alt werden?« würden die meisten wohl verneinen. Aus der Schweiz wird berichtet, dass bei einer repräsentativen Umfrage nur zwanzig Prozent den Wunsch geäußert haben, ein so hohes Alter zu erreichen.

Zwar möchte kaum jemand sterben, aber alt werden, das nun auch wieder nicht: ein merkwürdiger Widerspruch. Er zeigt, dass Menschen häufig einem unrealistischen Wunschdenken anhängen. Sie möchten für immer jung bleiben und ewig leben. Das mag es in einer anderen Welt geben, aber nicht auf dem Planeten Erde.

Woher rührt die Angst vor dem Alter? Wieder sind es die Gedanken und Vorstellungen, die jemand im Kopf hat. Die Bilder pflegebedürftiger Personen haben sich dort festgesetzt. Alte Menschen an Beatmungsmaschinen, auf der Intensivstation oder einsam sterbend auf dem Flur eines Krankenhauses: Das erscheint natürlich nicht erstrebenswert. Dem stimme ich zu. Doch ist dieses Schicksal unausweichlich? Inzwischen mehren sich die Erkenntnisse, dass Alter nicht unbedingt mit Krankheit verbunden sein muss. Sicherlich ist ein alter Mann kein D-Zug, wie früher oft gesagt wurde, aber einige Ältere hängen manch Jüngere beim Gehen durchaus ab, besonders wenn Letztere fettleibig und kurzatmig sind.

Viele Probleme, die dem Alter zugeschrieben werden, sind in Wahrheit vermeidbare Einschränkungen, die mehr mit dem Lebensstil als mit den Jahren zu tun haben. Wer sich wenig bewegt, zu viel isst und trinkt, übel gelaunt ist und sich kaum Ruhe gönnt, kann nicht damit rechnen, gesund zu bleiben. Es ist nicht die Zeit, die an diesen Menschen nagt, sondern ihre katastrophale Lebensweise. Doch diese Tatsache wird gern in Abrede gestellt. Stattdessen wird so getan, als ob die Gene, die Hormone, das Schicksal, die Sterne oder die Umgebung schuld seien an diesem Desaster.

Ich würde empfehlen, anders über das Altwerden zu denken und sich Hochbetagte zum Vorbild zu nehmen, die körperlich, geistig und seelisch noch voll auf der Höhe sind. Negative Bilder vom Alter kann man als Warnung verstehen, sein Leben so einzurichten, dass man in seinen späteren Jahren noch gesund ist. Je früher man damit beginnt, desto besser. Dann braucht man das Alter nicht zu fürchten.

Ganz aktuell:
die Angst vor Viren und Bakterien

Bisher sind rund 5000 Bakterienarten bekannt. Es wird geschätzt, dass dies vielleicht nur ein Prozent aller tatsächlich vorhandenen Arten ist. Sollte diese Schätzung zutreffen, käme man auf etwa eine halbe Million Bakterienarten. Ein schlechte Meldung für alle, die Angst vor ihnen haben. Was Viren anbelangt, so soll es über 9000 verschiedene Arten geben.

Am meisten Angst haben wir vor dem, was wir nicht kennen. Warum? Weil es der Fantasie so viel Raum lässt. Sehen wir einmal von uns Menschen ab: Zebras teilen sich den Lebensraum mit Löwen, zu deren Beutetieren sie gehören. Pech, könnte man sagen. Da wäre man als Zebra lieber ein Elefant. Trotzdem leben Zebras nicht in Angst und Panik, selbst dann nicht, wenn Löwen sich in Sichtweite aufhalten. Sie wissen genau, wann es gefährlich wird und wann nicht. Außerdem müssen gesunde, schnelle Tiere wenig befürchten. Es trifft meist die Alten, die Jungen und die Kranken. Erst wenn die Löwen unruhig werden und Anstalten machen, auf Jagd zu gehen, werden die Zebras panisch und beginnen, zu flüchten. (Dafür hat die Natur Panik geschaffen. Sie wirkt im richtigen Kontext lebensrettend.) Haben die Löwen ein Tier erlegt, beruhigen sich alle anderen schnell wieder. Sie akzeptieren ihr Leben in der Steppe, so wie es ist. Ob sie keine Fantasie haben oder sich einfach keine Sorgen machen, wissen wir nicht so genau. Jedenfalls ersparen sie sich damit eine Menge Stress. Sie sterben nur einmal und nicht wie wir Menschen zusätzlich noch tausend Tode in ihrer Fantasie.

Der menschliche Geist ist ein zweischneidiges Schwert. Mit seiner Hilfe sind wir kreativ und können so tolle Erfindungen wie das Buch und den Computer machen. Aber unser Verstand hat auch eine dunkle Seite. Wir können unaufhörlich in Angst leben, indem wir uns alle möglichen und unmöglichen Gefahren einbilden. Falls du also sehr viel Fantasie besitzt, musst du lernen, damit umzugehen und sie zu zügeln.

Nicht alle Bakterien und Viren sind für Menschen gefährlich. Das Gegenteil ist der Fall. Wie die Zebras haben wir gelernt, mit unseren potenziellen Feinden in Frieden zu leben. Einige Bakterien brauchen wir sogar, um zu funktionieren, beispielsweise unsere Darmbakterien. Sie sind freundliche, hilfreiche Bewohner des menschlichen Organismus. Unsere Sicht auf Bakterien ist also oft sehr einseitig.

Unkenntnis begünstigt Schreckensfantasien. Vermutlich denkst du, dass das Ebolavirus ganz furchtbar sei, absolut tödlich und geeignet, die gesamte Menschheit auszulöschen. Das dachte ich bis vor Kurzem auch. Aber meine Angst war unbegründet und durch Falschmeldungen geschürt. Sehen wir das Ganze einmal aus der Sicht des Ebolavirus: Es breitet sich nur sehr langsam aus. Das ist für das Virus schlecht, weil gerade Menschen dadurch viel Zeit haben, sich zu schützen. Es braucht direkten, intensiven Körperkontakt, um sich auszubreiten. Wieder schlecht für das Virus, weil sich dieser Körperkontakt vermeiden lässt. In Afrika gehört es in den von Ebola betroffenen Gebieten zu den Bestattungsriten, Tote gründlich zu waschen. Die Angehörigen von Toten bringen sich dadurch in höchste Gefahr. Allein ein Unterlassen der traditionellen Waschungen würde die Ausbreitung von Ebola erschweren.

Ebola ist im Anfangsstadium sehr gut behandelbar. Von den europäischen Ärzteteams ist niemand gestorben, weil in den seltenen Fällen einer Infektion die Erkrankten nach Europa geflogen und dort ärztlich bestens versorgt werden. Anders in Afrika, dort ist die notwendige Therapie oft nicht zu bekommen.

Seit ich das weiß, liegt meine Angst vor Ebola bei null. Information beseitigt Unwissenheit und damit Angst.

Falls du zu denen gehörst, die sich besonders vor Bakterien und Viren fürchten, könnte es dir sehr helfen, wenn du dir außer Desinfektionsmitteln auch noch ein paar gute Bücher zu dem Thema kaufst, am besten von erfahrenen Epidemiologen, die sich mit der Ausbreitung von Seuchen auskennen und keine Panikmache, sondern echte Aufklärung betreiben.

LOHNT ES SICH IRGENDWIE, ÄNGSTLICH ZU SEIN?

Die Vorteile von Angst und Panik

Ursprünglich hatte ich vor, diese Seite leer zu lassen. Angst hat keine Vorteile, dachte ich. Aber dann fielen mir doch welche ein, die ich dir bewusstmachen möchte. Viele Menschen führen ein Leben voller Ambivalenzen. Sie sind hin und her gerissen. Einerseits möchten sie ihre Ängste loswerden, andererseits haben sie Angst(!), dass dann etwas ganz Schreckliches passiert. Ein Leben mit Angst kennen sie, eines ohne nicht. Und da ist sie wieder: die Angst vor dem Unbekannten.

Genauso verhält es sich mit Stress. Mir sind schon eine Menge Leute begegnet, die über zu viel Stress klagten. Aber wenn ich ihnen dann sage, dass sie etwas dagegen unternehmen könnten und ein Leben ohne (zu viel) Stress möglich ist, halten sie plötzlich inne und erkennen: »Vielleicht will ich ja gar nicht immer gelassen sein.«

Es ist wie mit dem sprichwörtlichen Esel. Wenn es ihm zu wohl wird, geht er aufs Eis. Das Sprichwort verrät uns nicht, wie es weitergeht. Vielleicht so: Er bricht ein, ruft um Hilfe und lässt sich retten. Nur um erneut aufs Eis zu laufen, sobald es ihm wieder zu gut geht.

Das meine ich mit Ambivalenz: Man will, aber will auch nicht.

Wir werden uns also doch noch mit den Vorteilen der Ängstlichkeit beschäftigen. Aber zunächst zu den Nachteilen; denn unterm Strich bringen Angst und Panik mehr Nach- als Vorteile mit sich.

Nachteile, die dir oft gar nicht bewusst sind

Angst bestimmt unser Leben, jedenfalls das der allermeisten Menschen. Selten sind wir uns dessen voll bewusst. Deshalb möchte ich dich bitten, entweder auf Papier oder wenigstens im Kopf eine Liste der Dinge zu erstellen, vor denen du dich fürchtest. Schreib alles auf, was dir irgendwie Sorgen macht, was du aus Angst vermeidest, alles, was dich nervös macht, woran du sonst ungern denkst.

Als mich einmal ein Therapeut aufforderte, bis zur nächsten Therapiestunde die Situationen aufzulisten, vor denen ich Angst hatte, war ich erstaunt, wie viel da zusammenkam. Das war auf dem Höhepunkt meiner Angstkarriere. Ich meine, mich zu erinnern, dass zehn DIN-A4-Seiten voll wurden, allerdings einseitig beschrieben. Wahrscheinlich waren es jedoch nur fünf oder sechs Seiten. Was denkst du, was die Fülle meiner Ängste mit mir machte? Genau, ich hatte einen weiteren Punkt, den ich der Angstliste hinzufügen konnte.

Dass es nicht die Dinge sind, die einem Angst machen, werde ich später noch ausführen. Selbst wenn du ein ganzes Buch mit deinen Ängsten füllen würdest, sind es immer nur ungefähr ein Dutzend Denkfehler, die dieses Gefühl auslösen. Das vereinfacht das Ganze.

Beispiel: Fast jeder kann eine Liste aufstellen mit schrecklichen Dingen, die in der Zukunft passieren könnten. Wenn man sicher davon ausgeht, dass alles tatsächlich so kommen wird, möchte man am liebsten den Kopf in den Sand stecken oder gar nicht mehr unter der Bettdecke hervorkommen. Aber sich die Zukunft gefährlich vorzustellen, ist reine Fantasie. Niemand kennt die Zukunft. Sie ist nur ein Lieblingsthema der Menschen, neben der Vergangenheit. Der ganze Trick, um sich von irrationalen Zukunftsängsten zu befreien, ist, sich bewusst zu machen, dass es sich dabei um reines Kopfkino handelt. Komm zurück in die Gegenwart!

Ebenso wenig, wie wir uns unserer Ängste voll bewusst sind, erkennen wir deren Folgen. Sicher, wenn du deine Wohnung nicht mehr verlässt, weißt du wahrscheinlich schon, was du versäumst. Andererseits, selbst da bin ich mir nicht so sicher. Ich hatte eine Nachbarin, die sich nur ausnahmsweise raus traute: zum Arzt meistens. Aber auch der kam, als sie schließlich Krebs entwickelte, zu ihr ins Haus. Sie hatte es geschafft. Jetzt brauchte sie bis zu ihrem Tod nur noch ein-, zweimal zu Operationen in die Klinik, aber ansonsten ließ sie sich nun alles liefern und alle zu sich kommen. Falls du jetzt denkst, dass das eine ganz komische Person war, muss ich dich enttäuschen. Ich konnte mich völlig normal mit ihr unterhalten. Sie stand dabei in ihrer Tür, ich im Hausflur. Sie hatte durchaus Interessen, aber natürlich nur solche, die keine Exkursionen in die Welt – soll heißen: vor ihre Haustür – notwendig machten. Sie war freundlich und schien sogar mit ihrem Leben zufrieden. Ihre Inszenierung war fast perfekt. Es fehlte nur der kleine Unterschied zu echtem Glück. Wenn du weißt, was ich meine. Manche Menschen täuschen vor, glücklich zu sein, und andere sind es. Sofern man sich nichts vormachen lässt, spürt man die Unstimmigkeit.

Ängste? Macht doch nichts, oder? Es kommt darauf an, ob man sein Leben von seinen Gefühlen bestimmen lässt oder nicht. Ängste machen tatsächlich nichts, wenn man trotzdem tut, was man gerne möchte. Lässt man sich von Angst und Panik erschrecken und fängt an, allen unangenehmen Gefühlen auszuweichen, wird das Leben jedoch schnell immer enger. Der Aktionsradius nimmt deutlich ab. Im äußersten Fall verlässt man wie meine Nachbarin nicht mehr das Haus. Dann wirken sich Ängste wie eine körperliche Behinderung aus – mit dem Unterschied, dass man könnte, aber nicht will, weil einen das Angstgefühl stört.

Das schauen wir uns jetzt mal genauer an. Dabei wirst du merken, wie viele deiner Mitmenschen sich ähnlich wie du durch ihre Ängste (be-)hindern lassen.

Angst blockiert deine berufliche Entwicklung

Es beginnt bereits mit der Entscheidung, überhaupt einen Beruf aus-zuüben. Gerade für ängstliche Frauen ist es eine scheinbar verlockende Alternative, eventuell Kinder zu bekommen und im Haus zu bleiben. Mehrere Bekannte von mir haben sich für diesen vermeintlich leichte-ren Weg entschieden. Er ist nicht wirklich einfacher, aber zumindest für diejenigen, die Probleme damit haben, täglichen Beurteilungen durch Vorgesetzte, Kolleg*innen und Kund*innen ausgesetzt zu sein, sieht es so aus. Kinder können sich zwar auch beschweren, aber es zieht keine Kündigung nach sich. Dass es sich um eine Scheinlösung handelt, den Ängsten auszuweichen, zeigt sich spätestens dann, wenn die Kinder erwachsen werden. Kindererziehung ist eine Aufgabe auf Zeit, die vielleicht zwanzig Jahre dauert. Dann stellt sich erneut die Frage, was frau mit ihrem weiteren Leben anfangen will. Plötzliche, unerklärliche Panikattacken können die Folge sein. So ist es jedenfalls einer Mutter passiert, die ich kenne. Ihre Frage war: »Was fange ich mit fünfundvierzig Jahren mit meinem restlichen Leben an?« Diese Frage machte ihr Angst.

Aber auch wer sich trotz seiner Ängste entschließt, einen Beruf zu ergreifen, ist in seiner Entwicklung gehemmt. Oft werden Tätigkeiten gewählt, die wenig Kontakt mit Menschen erfordern oder bei denen die Anforderungen überschaubar bleiben.

Es besteht die Gefahr, dass ängstliche Menschen sich nicht trau-en, das ihnen zustehende Gehalt zu fordern, und sich stattdessen mit einem mickrigen Lohn begnügen. Sie neigen dazu, mit einem Arbeitsplatz vorlieb zu nehmen, der ihnen zwar nicht richtig gefällt, ihnen aber vertraut geworden ist. Ein Wechsel der Firma erscheint ihnen viel zu riskant. Die Ungewissheit dessen, was da auf sie zukommen könnte, fürchten sie mehr, als auf einem wenig attraktiven Arbeitsplatz zu versauern.

Wenn eine Firma pleitezugehen droht, warten die Mutigeren das nicht ab. Die Ängstlichen bleiben übrig. Sie machen sich Sorgen, was aus der Firma wird, was für den Fall der Insolvenz aus ihnen werden soll. Die unbestimmte Drohung »Es wird böse enden« schwebt über ihnen.

Ängstliche Menschen neigen dazu, sich zu verstecken. Während ihre vielleicht sogar weniger qualifizierten Kolleg*innen ihre bescheidenen Fähigkeiten bei jeder Gelegenheit zur Schau stellen und versuchen, beruflich voranzukommen, warten die Ängstlichen darauf, dass ihr Talent gesehen und gewürdigt wird, ohne dass sie sich in Szene setzen müssen. Diese Strategie geht leider selten auf.

Meine Tante war zum Beispiel so ein Mensch. Fleißig, ehrlich und gewissenhaft arbeitete sie stets für Arbeitgeber, die ihr ein sehr geringes Gehalt zahlten. Aber sie war zufrieden, weil ihr Leben im Verborgenen ihr erlaubte, sich mit ihren Ängsten nicht auseinandersetzen zu müssen. Als ihr Arzt ihr einmal eine Kur verordnete, konnte sie nicht mehr schlafen. Die Aussicht, ein paar Wochen in einer fremden Stadt in einer fremden Umgebung zubringen zu müssen, ließ ihr keine Ruhe mehr. Sie suchte erneut ihren Arzt auf und schilderte ihm ihr Problem. Er heilte ihre Schlaflosigkeit augenblicklich, indem er die Bewilligung der Kur mit einer kurzen Handbewegung zerriss. Meine Tante war ihm ihr Leben lang sehr dankbar dafür.

Angst kostet dich Geld

Ob es einem passt oder nicht: Wir leben in einer Konkurrenzgesellschaft mit einer Einkommenshierarchie. Wer sich nicht traut, den gerechten Lohn und möglicherweise weit mehr zu verlangen, hat das Nachsehen.

Vielen Menschen fällt es schwer, eine Lohnerhöhung zu verlangen. Ist deshalb das Beamtentum in Deutschland so beliebt? Die Sicherheit des Arbeitsplatzes, die Unkündbarkeit, die quasi vorgezeichneten Beförderungen, die feste Besoldung, die regelmäßigen Gehaltserhöhungen per Besoldungsgesetz, die amtsangemessene Alimentation der Beamt*innen, also der verbriefte Grundsatz, dass der Beamte und seine Familie versorgt werden müssen, sowie die Fürsorgepflicht des Dienstherrn: Das alles ist Balsam für eine ängstliche Beamtenseele. Dass sie sich trotzdem unterversorgt fühlen, ist eine andere Geschichte. Solche Menschen scheuen den Konkurrenzkampf, neiden Selbstständigen und Besserverdienenden in der sogenannten freien Wirtschaft ihr höheres Einkommen, nur möchten sie den Preis, nämlich das Risiko von Arbeitslosigkeit, Pleiten und schwankender Einkünfte nicht tragen.

Besonders lustig ist es, wenn verbeamtete Wirtschaftsprofessoren darüber dozieren, dass die Arbeitnehmer*innen bereit sein sollten, auf Einkommen zu verzichten und höhere Risiken einzugehen. Sie wissen auch genau, wie Unternehmen zu führen sind. Ihr einziger Mangel: Sie haben nie selbst eines gegründet.

Der Song »Hey Boss, ich brauch mehr Geld« spricht allen Ängstlichen wohl aus der Seele. Gut, dass es mal jemand sagt. Aber mit schlotternden Knien vor dem Chef zu stehen und diesen Satz laut und deutlich zu äußern: niemals!

Es ist erwiesen, dass Schüchterne weniger verdienen als ihre mutigeren Kolleg*innen. Anstatt »Hier!« zu rufen, wenn eine besser bezahlte Stelle angeboten wird, oder mehr Geld zu fordern, drücken sie sich lieber. Bloß keine Angst spüren und bloß keine Angst zeigen. Wie kommt das denn rüber, wenn man mit zittriger, fast versagender Stimme, ebenso unsicherer Körpersprache und schlecht vorbereitet, verlangt, was einem aufgrund der Leistung und der Gewinne der Firma zusteht?

Angst hat ihren Preis.

Deine Partnerschaft leidet darunter

In jeder Partnerschaft gibt es früher oder später Konflikte und Meinungsverschiedenheiten. Das ist normal. Wichtig ist nur, dass die Konflikte konstruktiv gelöst werden und die verschiedenen Meinungen auf den Tisch kommen.

Ängstliche trauen sich nicht in notwendigen Maß, so zu sein, wie sie sind, mit allen Ecken und Kanten, schon gar nicht in der Partnerschaft. Und hier liegt das Problem: Mit ihrer Meinung könnten sie anecken. Falls sich eine Verschiedenheit in den Ansichten zeigt, könnte es zum Streit kommen. Den versuchen ängstliche Menschen lieber zu vermeiden. Man weiß nie, was daraus werden könnte. Voreilig glauben konfliktscheue Partner, die Beziehung würde daran zerbrechen. Deshalb kehren sie ihre Meinung lieber unter den Teppich. Sie sagen nicht, was ihnen missfällt. Oder es wird dem anderen nicht deutlich, wie sehr sie etwas stört. Die Folge davon ist, dass sie gerade dadurch den Bestand der Partnerschaft gefährden; denn auch wenn sie ihre Klagen nicht äußern, so bleibt doch der Konflikt ungelöst und schwelt in ihnen weiter. Mit der Zeit kann sich innerlich eine Menge Unmut ansammeln. Wenn er herausbricht, ist alles nur noch schlimmer. Die unausgesprochenen Klagen aus vielen Wochen, Monaten oder Jahren kommen mit einem Mal alle auf den Tisch. Die Partnerin ist damit völlig überfordert, weil sie nicht ahnte, was ihr Lieblingsmensch wirklich dachte.

Ängstlichen Menschen fehlt es an Selbstsicherheit. Manche nennen es auch Selbstbewusstsein oder Selbstbehauptung. Sie treten zu wenig für ihre Interessen ein. Stattdessen glauben sie, die anderen müssten von allein darauf kommen, was sie gerne möchten. Lesen diese ihnen nicht alle Wünsche von den Augen ab (eine Kunst, die unmöglich zu erlernen ist), dann nehmen sie es ihrer Umgebung übel.

Das beste Mittel hiergegen ist ein Selbstsicherheitstraining. Es beinhaltet vor allem sieben Fähigkeiten:

1. sich eine eigene Meinung zu erlauben, einschließlich des Rechts, diese so oft zu ändern, wie man möchte,
2. Wünsche zu äußern,
3. Wünsche entgegenzunehmen,
4. Kritik zu äußern,
5. Kritik entgegenzunehmen,
6. Nein zu sagen.

Diese Fähigkeiten zu erlangen und auszuüben, setzt voraus, dass man seine Angst überwindet. Es braucht nämlich eine gewisse Risikobereitschaft, mit seiner Meinung, seinen Wünschen und seiner Kritik unter Umständen allein dazustehen. Es kann passieren, dass der Partner darauf nicht eingehen will. Dass man auf Dauer in einer guten Partnerschaft für die aufkommenden Probleme keine gemeinsamen Lösungen findet, ist allerdings unwahrscheinlich. Je eher man sich so gibt, wie man ist, am besten schon beim Kennenlernen, desto besser. Was einem wichtig ist, sollte man gleich zu Beginn klären.

Um einen Vertrag zu schließen, braucht es Übereinstimmung. Jurist*innen sprechen von einem versteckten Dissens, wenn die Vertragschließenden glaubten, sich einig zu sein, ohne dass dies tatsächlich der Fall war. Dazu sollte man es in einer Partnerschaft nicht kommen lassen.

Mutig gilt es, seine Stärken und Schwächen, seine Vorlieben und Abneigungen offenzulegen und dasselbe vom anderen zu erfragen. Ist man dabei nicht ehrlich, sind die Konflikte vorprogrammiert.

Auf diese Weise leidet die Partnerschaft, wenn einer oder gar beide zu ängstlich sind.

Du gibst deine Ängste an deine Kinder weiter

Ängstliche Eltern müssen noch mit einer weiteren Folge ihrer Einstellung rechnen: Sie übertragen, ohne es zu wollen, ihre Ängste auf ihre Kinder.

Kinder machen in den ersten Lebensjahren eines sehr intensiv: Sie beobachten ihre Umgebung. Zu ihrer engsten Umgebung gehören ihre Eltern. Mit niemandem sonst sind sie zu Beginn ihres Lebens so eng verbunden wie mit diesen. Dabei passiert etwas, dessen sich viele Eltern nicht bewusst sind. Die Kinder ahmen sie nach. Zum Teil ist dies sehr erwünscht. Schließlich soll der Nachwuchs die Sprache der Eltern übernehmen, aber auch die Regeln, die ihr Vater und ihre Mutter für richtig halten. Oft stammen solche Familientraditionen schon aus früheren Generationen, alle Macken inklusive.

Deshalb wird ängstliches Verhalten von den Kleinsten praktisch mit der Muttermilch aufgesogen. So sagt man zumindest. Tatsächlich verläuft der Übertragungsweg nicht über die erste Nahrung, sondern über die sinnlichen Erfahrungen, die Kinder tagtäglich machen. Noch bevor sie sprechen können, sehen sie bereits, wie ängstliche Menschen sich benehmen. Sie hören es am Klang der Stimmen, und sie spüren die Atmosphäre der Angst.

Kinder stellen das, was sie beobachten, nicht infrage. Das kommt, wenn überhaupt, erst später. Vielmehr nehmen sie das Beobachtete als gegeben und richtig hin. Die unausgesprochene Annahme lautet: Wenn meine Eltern so denken und handeln, muss es richtig sein. Das Elternpaar stellt so eine Art Erfolgsmodell für die Jüngsten dar, selbst wenn sie später feststellen müssen, dass ihre Vermutung falsch war.

Es würde dem Nachwuchs schlecht bekommen, würde er sich nicht an die Familienregeln halten. Eltern reagieren darauf mit einer Reihe abgestufter Bestrafungen.

Natürlich möchten die Eltern nicht unbedingt, dass ihre Kinder ängstlich werden. Sie sind sich vielleicht gar nicht bewusst, wie angstbestimmt sie selbst sind. Sie nennen ihre Weltsicht und ihr Verhalten vielleicht vorsichtig, realistisch, normal, wachsam oder zurückhaltend. Selbst wenn sie wissen, dass sie zu vorsichtig sind, können sie nicht plötzlich über ihren Schatten springen. Ihre Kinder bekommen instinktiv wie kleine Tiere mit, was für eine Stimmung in der Familie herrscht. Deshalb ist es zwecklos, es vor ihnen verbergen zu wollen. Es zählt, was man als Elternteil tut, weniger das, was man sagt.

Nur eines kann wirklich verhindern, die eigenen Ängste auf die Kinder zu übertragen: indem man rechtzeitig lernt, mutiger zu sein.

Angst schadet deiner Gesundheit

Vorhin sagte ich, dass Angst, ja, sogar Panik normal ist und zur ›Grundausstattung‹ von Menschen gehört. Sie dienen dem Leben und wollen es nicht zerstören. So weit der Grundsatz. Etwas anderes ist es, wenn Angst zu einem allgemeinen Zustand wird und über Jahre oder Jahrzehnte anhält. Solch ein Dauerstress setzt der Gesundheit allerdings zu; denn Angst und Panik sind von der Natur gedacht, als kurzzeitig wirksame Alarm- und Aktivierungssysteme, nicht aber als der übliche Status.

Lang anhaltender Stress schädigt das Immunsystem und macht damit anfällig für eine Vielzahl von Krankheiten, die das natürliche Abwehrsystem sonst von uns fern hält. Welche Krankheit sich manifestiert, hängt davon ab, wo sich die schwächste Stelle des Organismus befindet. Das ist individuell verschieden. Bei dem einen ist es das Herz, bei anderen der Magen, der Darm oder das Gehirn. Jedes Organ kann betroffen sein.

Diese Erkenntnis muss einem keine zusätzliche Angst machen. Grundsätzlich verzeiht der Körper viel und hat enorme Reserven. Deshalb hat man eine Menge Zeit, sich von seinen unnötigen Ängsten zu befreien. Unternimmt man jedoch gar nichts, geht man damit die geschilderten Risiken ein.

Noch etwas ist in diesem Zusammenhang sehr wichtig, nämlich die Einstellung zur Angst. Wer eine gesunde Haltung zu diesem unangenehmen Gefühl einnimmt, schützt sich gegen seine möglichen ungünstigen Auswirkungen. Es ist okay, ein gewisses Maß an Angst zu haben. Niemand ist dagegen gefeit, und das ist wegen der positiven Funktion der Angst gut so. Ich würde nicht so weit gehen, die Angst »umarmen« zu wollen. Dies würde ihr aus meiner Sicht nicht gerecht. Angst ist unangenehm und soll es sein. Wieso sollte man sie lieben?

Aber Angst vor der Angst zu entwickeln, wäre genauso falsch. Es würde alles nur noch schlimmer machen. Taucht Angst auf, gilt es, ihre Botschaft zu entschlüsseln, sofern sie überhaupt eine hat und es sich nicht nur um einen Fehlalarm handelt. Damit hat sie ihre Funktion erfüllt, und man kann zur Tagesordnung übergehen. Indem man so mit ihr umgeht, klingt sie bald wieder ab. Sie wirkt sich in diesem Fall keineswegs negativ auf die Gesundheit aus.

Kein Sport außer gelegentlichen Panikattacken

Woody Allen sagt in einem seiner Filme, dass er außer seinen Panikattacken wenig Sport treibe. Tatsächlich beschleunigt Panik den Herzschlag und die Atmung ähnlich wie eine herausfordernde Trainingseinheit. Eine Wirkung auf die Muskulatur bekommt sie allerdings nur, wenn man die Panik nutzt, um (weg-)zulaufen. Es ist durchaus sinnvoll, wenn man sich bei einer Panikattacke bewegt. Der Impuls dazu ist ohnehin gegeben. Bewegung ist zwar nicht zwingend notwendig und auch nicht immer möglich. Aber warum sollte man nicht etwas laufen, auch wenn es nur im Zimmer auf der Stelle ist?

Sport – beispielsweise Joggen – wird bei Depressionen und auch bei Ängsten oft empfohlen. Das ist nicht verkehrt, weil Bewegung generell gesund ist. Etwas anderes ist es, wenn Menschen beginnen, Extremsport zu treiben. Dabei muss man sich gut informieren, damit der Körper keinen Schaden nimmt. Doch maßvolle Bewegung ist natürlich und gesund.

Es kann passieren, dass Menschen durch den Sport spontan ihre innere Einstellung ändern, optimistischer und mutiger werden. Die Wahrnehmung der eigenen körperlichen Stärke kann das Selbstbild positiv verändern. Automatisch geschieht dies jedoch nicht. So gibt es sogar Leistungssportler*innen, die trotz ihres intensiven Körpertrainings depressiv und ängstlich bleiben. Champion wird man nicht durch die Beherrschung einer Sportart, sondern dadurch, dass man die Schwierigkeiten des Lebens bewältigt. In diesem Punkt versagen viele Leistungssportler*innen. Bestimmt fallen dir auch einige Beispiele ein, wo sich prominente Sportler sogar das Leben genommen haben.

Am meisten zählt letztlich, wie man mental mit Angst und Panik umgeht. Unterlässt man es, hier anzusetzen, kehren die Panikattacken häufig immer wieder. Doch das Mentaltraining kann durch Bewegungsübungen ergänzt werden. Körper, Geist und Seele bilden eine Einheit. Jeder einzelne Teil will genährt sein.

Wäre Sport die einzige Hilfe gegen Ängste, sähe es schlecht für alle aus, die wegen körperlicher Einschränkungen kein Körpertraining betreiben können. Bewegung ist wie gesagt immer gut, aber man muss keinen Sport treiben, um seine Ängste loszuwerden.

Diejenigen, die Angst vor körperlicher Betätigung haben, weil sie glauben, sich dabei zu verletzen oder einen Herzinfarkt zu erleiden, tun gut daran, derartige Befürchtungen abzubauen. Bewegung ist gesund, wobei das Maß die entscheidende Rolle spielt. Weder zu viel noch zu wenig: Darauf kommt es an. Solange man bei körperlicher Anstrengung locker atmen kann, also nicht aus der Puste gerät, kann nicht viel passieren. Im Übrigen kann es sinnvoll sein, vor dem Beginn eines Körpertrainings mit seinem*seiner Ärzt*in zu sprechen.

Auch die Angst vor Blamage ist kein Grund, auf Bewegung zu verzichten. Die einfachste Form ist das Gehen. Dazu braucht man lediglich ein paar gute Schuhe. Niemand merkt, dass man ›Sport‹ treibt. Man gerät kaum ins Schwitzen. Gehen ist immer und überall möglich. Öffnungszeiten wie bei einem Fitnesscenter spielen keine Rolle. Die Verletzungsgefahr ist äußerst gering. Gehen ist ungefährlich. Schädlich ist nur die Angst vor körperlicher Bewegung.

Angst f*ckt nicht gut

Angst ist kein sexy Thema, anders als Stress. Über die Nervereien des Alltags kann man sich stundenlang auslassen. Die Gesprächsteilnehmer*innen werden gerne in den Chor einstimmen. Bei Angst ist das nicht unbedingt der Fall. Betroffenes Schweigen ist eher zu erwarten.

Die Kombination von Angst und F*cken ist praktisch Tabu. Das F-Wort kannst du gerne durch eines deiner Wahl ersetzen. Es ändert nichts am Sachverhalt. Übrigens habe ich den relativ unbefangenen Umgang mit dieser ›Gossensprache‹ von einem meiner Vorbilder, Albert Ellis, gelernt.

Ellis war der Begründer der Rational-Emotiven Verhaltenstherapie (REVT), auf die ich noch näher eingehen werde. Wie Luther hat Ellis den Leuten »aufs Maul geschaut«. Deshalb befleißigte er sich keiner akademisch-gestelzten Sprache, sondern redete, wie ihm der Schnabel gewachsen war beziehungswese so wie Menschen reden, wenn sie unter sich sind.

Gerade was Sex angeht, brach Ellis viele Tabus. Er redete offen über dieses Thema, als andere es noch verschämt oder errötend mieden. Auch über sich selbst offenbarte er Dinge, über die andere nicht einmal mit sich selbst sprechen. Das muss man nicht unbedingt nachahmen, aber es gibt auch keinen Grund, sich beim Sprechen über Sex besondere Hemmungen aufzuerlegen.

Wenn man bedenkt, wie Gewalt in unserer Gesellschaft verherrlicht wird und wie sie in großen Mengen als Unterhaltung konsumiert wird, als Thriller in Buch- und Filmform beispielsweise, dann müsste man eigentlich sagen, dass das total obszön ist. Sex dagegen, jedenfalls wenn er nicht mit Gewalt vermischt wird, ist harmlos, ja sogar für die meisten Menschen ein großes Vergnügen.

Da Sexualität anders als Gewalt also etwas Positives und Lebensbejahendes ist, war Ellis der Ansicht, dass das im Amerikanischen häufig gebrauchte »Fuck you« kein Schimpfausdruck sein könne. Er war vielmehr überzeugt, dass dafür höchstens »Unfuck you« infrage komme. Im Deutschen entspräche dem, statt »F*ck dich« »F*ck dich nicht« zu sagen. Nur Letzteres – keinen Sex zu haben – wäre nach Ellis eine echte Verwünschung.

Du könntest jetzt fragen, warum ich dann »f*cken« mit Sternchen schreibe. Weil ich inkonsequent bin und auch die Leser*innen erreichen möchte, die im Umgang mit tabuisierten Worten weniger frei sind als du.

Nach dieser kleinen Vorrede hoffe ich, dass wir etwas freier über die Angst beim F*cken reden können. Mit der Überschrift »Angst f*ckt nicht gut« meine ich in erster Linie die Angst vor Orgasmusschwierigkeiten, die sowohl Männer als auch Frauen betrifft.

Ich wüsste gerne, wie oft sich Männer Sorgen machen, dass sie im entscheidenden Moment keine Erektion bekommen können. Besonders dann, wenn es einmal aus irgendwelchen Gründen nicht geklappt hat, kann Angst aufkommen, dass sich dies von nun an öfter wiederholen wird. Angst aber macht Lust unmöglich. So wird die Angst vor Potenzproblemen zu einer sich selbst erfüllenden Prophezeiung.

Man kann eine Erektion nicht vortäuschen. Anders frau: Sie kann schon etwas simulieren, nämlich einen Orgasmus. Wenn sie den Höhepunkt der Erregung nicht erreicht, kann sie immer noch so tun als ob. Die meisten Männer werden gerne darauf hereinfallen. Frauen können genauso wie Männer Angst haben, im Bett nicht gut genug zu sein. Um dem Mann zu gefallen, können sie ihm vorspiegeln, sie hätten mit ihm den tollsten Sex ihres Lebens. Das Problem dabei ist, dass sie aus dieser Falle nur schwer wieder herauskommen und ihre Angst wie beim Mann das Vorgetäuschte gerade verhindert, nämlich ungehemmte Lust am Sex.

Abgesehen von Erektions- und Orgasmusproblemen, wirken sich Hemmungen aller Art auf das (Sex-)Leben ungünstig aus. Nichts gegen Sex im Dunkeln, aber wenn man und frau sich nicht trauen, sich nackt zu zeigen, schränkt das die Möglichkeiten ein. Hemmungen verhindern ein Gespräch darüber, worauf man und frau Lust haben und worauf nicht. Sie schränken das Spiel mit Positionen und Abwechslungen ein. Der Volksmund sagt: »Dumm f*ckt gut.« Das bestreite ich. Richtig ist aber, dass Angst nicht gut f*ckt.

Und es lohnt sich doch, ängstlich zu sein?

Nun habe ich viele Gründe vorgebracht, warum es sich nicht lohnt, ängstlich zu sein. Im Folgenden möchte ich mein Versprechen einlösen und über die Vorteile der Ängstlichkeit sprechen.

Ich kannte jemanden, der stark unter Angst und Panik litt, eigentlich ein attraktiver, älterer Mann. Wenn er sich sicher fühlte, lachte er gerne und konnte eine ganze Gruppe unterhalten. Hatte er Angst, lachte er nicht mehr, stellte sich aber immer noch in den Mittelpunkt. Er brachte es allen Ernstes fertig, auf einer Party eine Angstattacke mit Herzproblemen zu produzieren, und sich mitten im Raum auf den

Boden zu legen. Alle um ihn herum waren sehr besorgt. Langsam erholte er sich, blieb aber fast den halben Abend auf dem Boden liegen. Ob er nochmal eingeladen wurde, entzieht sich meiner Kenntnis.

Wenn sich also Angst mit einer gewissen Hysterie paart, kann man schnell die gesamte Aufmerksamkeit seiner Umgebung gewinnen. Auch in der Notaufnahme eines Krankenhauses bringen Atemnot und Herzrasen sofort das Ärzteteam auf Trab, allerdings nur beim ersten Mal. Danach ist man dort als Panikpatient abgeschrieben.

Der ältere Herr, von dem ich oben erzählte, war aufgrund seiner Angststörung nicht in der Lage, seinen gut bezahlten Beruf in vollem Umfang auszuüben. Da er normalerweise mit Kund*innen zu tun hatte, wurde er in eine Abteilung ohne Kundenkontakte versetzt und schob dort fortan eine ruhige Kugel.

Mit einer ordentlichen Angststörung kann man Krankschreibungen, eine Berufs- und vielleicht sogar eine Erwerbsunfähigkeit erlangen, zum Beispiel dann, wenn man – wie meine ehemalige Nachbarin – das Haus nicht mehr verlassen kann. Eine berufliche Entlastung – wie bei meinem Bekannten – ist allemal drin.

Pflichten kann man sich jederzeit durch eine Panikattacke entziehen.

Damit wir uns nicht missverstehen: Die Symptome von Angst und Panik sind nicht vorgetäuscht. Die Betroffenen fühlen sich tatsächlich miserabel und würden viel dafür geben, ihre Symptome loszuwerden.

Der Nutzen der Ängste ist daher sehr zweifelhaft. Sie sind nur dort angebracht, wo echte Gefahren drohen. Dann kann sogar Panik hilfreich sein, indem sie blitzschnell Energiereserven mobilisiert.

In allen übrigen Fällen, und das sind die allermeisten, schützen Ängste nicht mehr das Leben, sondern behindern es nur.

LASS DICH NICHT MANIPULIEREN

Das Bedürfnis nach Sicherheit

Wer Angst hat, strebt nach Sicherheit. Das ist eine normale Reaktion. Diese macht aber dann keinen Sinn, wenn überhaupt keine Gefahr besteht, das Risiko gering ist und die Angst vor allem auf einer lebhaften Fantasie beruht, die einem Bedrohungen nur vorgaukelt.

Im Leben gibt es keine absolute Sicherheit. Leben ist prinzipiell tödlich. Jeder stirbt irgendwann, egal ob durch einen Unfall, eine Krankheit oder einfach weil das Herz stehen bleibt. Deshalb ist das übertriebene Streben nach Sicherheit dem Leben eher abträglich als förderlich.

Vielleicht hattest du in der Grundschule auch ein paar Mitschüler*innen, die von Helikopter-Eltern umsorgt wurden. Im Allgemeinen ist das peinlich für alle Beteiligten. Die Kinder kommen in den Ruf, Feiglinge zu sein, obwohl sie nichts für ihre Eltern können. Sie werden auf Ängstlichkeit programmiert, ohne sich richtig dagegen wehren zu können. Ihre Eltern gelten als verschroben, jedenfalls bei denen, die erkennen, dass sie des Guten zu viel tun. Und die Zuschauer*innen leiden gelegentlich unter Fremdschämen.

Wer keine Risiken eingeht, hat nicht viel vom Leben. Anders gesagt: Wer nie etwas wagt, gewinnt auch nie. Das ist im Leben nicht anders als im Spiel. Diejenigen, die ihr Blatt nur ausreizen, wenn sie alle Trümpfe in der Hand haben, haben wenig Chancen auf den ersten Platz; denn wie oft hat man schon alle Trümpfe in der Hand? Die Kunst besteht darin, mit einem nicht so guten Blatt zu gewinnen.

Angsthasen sind oft neidisch auf ihre abenteuerlustigen Mitmenschen. Deshalb freuen sie sich umso mehr, wenn diese Schiffbruch erleiden. Dann fühlen sie sich darin bestätigt, dass es richtig ist, auf Nummer sicher zu gehen. Dabei übersehen sie jedoch, dass man Schaden erleiden kann, egal wie sehr man sich absichert.

Wo suchen ängstliche Menschen nach Halt? Finanzielle Sicherheit steht weit oben auf ihrer Liste: Lebensversicherungen, ein eigenes Haus mit Garten und Geld auf der hohen Kante. Dann, so meinen sie, könne ihnen nichts passieren. Wirklich nicht?

Nicht wenige suchen Sicherheit in einer Machtposition. »Alles unter Kontrolle« ist ihr Lieblingsausdruck. Sobald jedoch etwas Unvorhergesehenes geschieht, ist es mit ihrer Ruhe vorbei. Ist das Geschehen gänzlich unkontrollierbar, geraten sie in Panik. Ihre Strategie der Machtausübung ist gescheitert.

Falls du es mit dem Christentum nicht so hast, brauchst du jetzt keinen Schreck zu bekommen. Ich beziehe mich nur auf ein Zitat. In der Bibel heißt es, wer die Lehren Jesu befolge, habe auf Fels gebaut, wer es nicht tue, dagegen auf Sand. Ein Haus, das auf keinem festen Fundament stehe, werde bei einer Flut weggespült.

Nun ist der Weg zu Gott damals wie heute schwierig. Wenn du ihn nicht kennst, wirst du ihn in diesem Buch nicht erfahren; denn das ist nicht mein Thema. Mir geht es um etwas anderes: Sicherheit ist im Äußeren nicht zu finden. Sie liegt woanders. Entweder in Gott oder in dir, was ungefähr auf dasselbe hinausläuft, weil der Mensch als Abbild Gottes geschaffen wurde, wie es heißt.

Auch ohne Bezugnahme auf die Bibel ist klar, dass Materielles keine Sicherheit vermitteln kann. Jeder weiß, dass man alles verlieren kann und alles verlieren wird, spätestens im Augenblick des Todes. Deshalb sollte das Fundament der Sicherheit kein materielles sein.

Geborgenheit ist ebenso wie die Angst ein Gefühl. Es ist in dir, nicht in der Welt. Deshalb macht es keinen Sinn, draußen zu suchen oder einen Bausparvertrag nach dem anderen abzuschließen.

Milliardäre fühlen sich nicht sicherer als andere Menschen. Im Gegenteil: Sie haben mehr zu verlieren. Ist es Zufall, dass Heilige wie Jesus, Buddha und Laotse praktisch besitzlos waren?

Warum konservative Politiker so beliebt sind

Die Angst vor einer ungewissen Zukunft treibt Menschen dazu, am Bewährten festzuhalten, es quasi zu konservieren. Genau genommen muss sich das Altbekannte nicht einmal bewährt haben. Um beim Status quo zu bleiben, genügt die Befürchtung, etwas anderes könne noch schlimmer sein.

Von solchen Überlegungen ließ sich offenbar ein Bekannter von mir leiten. Er wollte den Segelschein machen, scheiterte aber an der Prüfung. Im nächsten Sommer meldete er sich bei derselben Segelschule an: »Da kennen sie mich schon.« Auf die Idee, dass man ihn dort vielleicht unzureichend vorbereitet hatte, schien er nicht zu kommen.

Ich würde gerne wissen, wie viele Paare an ihrer gescheiterten Ehe festhalten, nur um sich eine ungewisse Zukunft zu ersparen. Was in ihrer Beziehung nicht stimmt, wissen sie genau. Daran haben sie sich gewöhnt, auch wenn es manchmal schwer erträglich ist. Aber eine Zukunft ohne die bekannten Probleme? Eine neue Beziehung oder allein leben? Lieber nicht!

Von der Tendenz der Wähler*innen, am Alten festzuhalten, profitieren die konservativen Politiker aller Parteien. Wechselwähler*innen stellen eine Minderheit dar. Zwar können sie gelegentlich eine Regierung stürzen, aber die Vergangenheit zeigt, dass das in Deutschland selten passiert.

Konrad Adenauer (CDU) regierte 14 Jahre, Helmut Kohl (CDU) 16 Jahre, und bei Angela Merkel (CDU) waren es im Frühjahr 2021 auch schon 15 Jahre. Das bedeutet, dass seit 1949 in 45 von 72 Jahren nur drei Kanzler*innen regiert haben. Stabilität nennt man das in Deutschland. Man könnte auch sagen: Deutschland ist ein konservatives Land, zumal die CDU nur 20 Jahre lang nicht den Kanzler stellte. Und man tut Helmut Schmidt und Gerhard Schröder bestimmt kein Unrecht, wenn man sagt, sie seien ebenfalls konservativ gewesen, wenn auch in einer anderen Partei.

»Keine Experimente« lautete einmal ein Wahlkampfslogan der CDU. Das sprach der Mehrheit der Deutschen aus dem Herzen. Nur einmal, 1969, gab ein Kanzler, Willy Brandt, eine Regierungserklärung ab, die unter dem Motto »Mehr Demokratie wagen« stand. Doch einer konservativen Bevölkerung erscheint mehr Demokratie als Wagnis.

So fällt es Politiker*innen, die so weitermachen wollen wie bisher, leicht, ihre Wähler*innen bei der Stange zu halten. Sie brauchen ihnen nur in schwärzesten Farben auszumalen, was bei einer Änderung der Politik passieren könnte.

Deutschland, die Heimat der Ängstlichen

Sicherlich ist Angst ein weltweites Phänomen. Sie ist nicht auf ein einzelnes Land beschränkt. Aber gibt es vielleicht Länder, in denen die Menschen besonders ängstlich sind? Allerdings! Deutschland ist so ein Land. Dafür gibt es zahlreiche Indizien.

So soll die Zahl der von Schlaf- und Beruhigungsmitteln Abhängigen bis zu 1,5 Millionen betragen. 2014 verkauften deutsche Apotheken 18,7 Millionen Packungen dieser verschreibungspflichtigen Präparate. Seine Pflicht zu erfüllen ist in Deutschland ein hoher Wert. Die Bürger*innen halten sich hier an die Regeln. Pünktlichkeit wird großgeschrieben. Es ist nahezu undenkbar, dass jemand zwei Stunden zu spät kommt und dies als normal angesehen wird. Im Gegenteil: Dass die Züge der Deutschen Bahn häufig einige Minuten Verspätung haben, ist Gegenstand wiederkehrender Klagen, sowohl in Zeitungen als auch in privaten Unterhaltungen.

Menschen handeln aus Lust oder aus Angst. Pflicht ist angstmotiviert. Man hält sich an die Regeln, weil man fürchtet, sonst bestraft zu werden. Früher wurde den Deutschen die Einhaltung der Regeln eingeprügelt. Heute reichen Verweise, Tadel, schlechte Beurteilungen, Kritik (zum Teil öffentlich), private oder berufliche Nachteile.

Damit wir uns nicht missverstehen: Regeln und Pflichten können sinnvoll sein. Es geht hier vielmehr um die Kleinlichkeit, mit der in Deutschland Verstöße selbst unbedeutender Regeln bemängelt werden. Man ist hier »penibel«, ein Wort, das vom französischen *peine* für Strafe, Schmerz abgeleitet ist.

Während in anderen Ländern Verkehrsampeln von Fußgängern wenig beachtet werden, ist es in Deutschland üblich, bei Rot stehen zu bleiben, selbst wenn weit und breit kein Auto in Sicht ist. Ich beobachte dies täglich.

Besonders deutlich wurde mir die angstbesetzte, pflichtbewusste Regelbefolgung in Hamburg in der Straße, wo ich wohnte. An einer Ecke befand sich eine Ampel, obwohl dort wenig Verkehr herrschte, der auch nur aus einer Richtung kam. Die Straße war an dieser Stelle so eng, dass sie mit wenigen Schritten zu überqueren war. Die Verkehrssituation war außerdem jederzeit sehr gut überschaubar. Es bestand praktisch keine Gefahr. Trotzdem stauten sich dort bei Rot die Fußgänger. »Schikaneampel« murmelte einmal jemand, der sich erlaubte, gegen das Haltegebot zu verstoßen. Ich selbst blieb dort nie stehen, es sei denn, es näherte sich ausnahmsweise wirklich mal ein Auto, musste dafür aber öfter missbilligende Blicke und Kommentare einstecken.

Anpassung, Disziplin, Unterdrückung und Verfolgung sind leider Begriffe, die die deutsche Geschichte kennzeichnen. Erst 1989 endete die bisher letzte Diktatur in Deutschland. Ohne Angst kann keine

Willkürherrschaft existieren. Die Angst ist der Nährboden, auf dem Diktaturen gedeihen.

Der Ausdruck »German Angst« ist in den amerikanischen Wortschatz eingegangen. Was anderen sofort auffällt, wenn sie in dieses Land kommen, scheint uns normal. Natürlich hat man Angst. Selbstverständlich passt man sich an. Disziplinierung in den Schulen und Betrieben ist so alltäglich, dass man sie gar nicht mehr bemerkt. Natürlich werden auch kleine Regelverstöße wie Falschparken verfolgt. Man hat sich daran gewöhnt. Infolge der Pflicht- und Unterdrückungskultur nimmt man die Unterdrückung kaum wahr.

Was würde passieren, wenn niemand mehr Angst hätte? Gar nicht auszudenken!

Wenn alles besser zu sein scheint als Angst

Ein Schäfer kann mit seinen Schafen machen, was er will, wenn er ihnen nur genug Angst einjagt. Angst ist so ein mächtiges Gefühl, dass es oft eingesetzt wird, um andere gefügig zu machen. Es funktioniert bei Mensch und Tier gleichermaßen.

Es ist die Angst, die uns dazu bringt, in schlechten Beziehungen zu bleiben, in einem schlechten Job auszuharren und schlechte Politik zu tolerieren. So werden wir leichte Beute für narzisstische Partner*innen, profitgierige Arbeitgeber und gewissenlose Politiker*innen. Wenn das Prinzip »Alles, aber bloß keine Angst!« uns leitet, nehmen wir Dinge in Kauf, die wir ohne sie niemals akzeptieren würden.

»Ich will diese Angst nicht haben, befreie mich davon!«, »Ich tue alles, was du sagst, aber nimm mir bitte, bitte die Angst!«: Mit einer solchen Einstellung sind wir verraten und verkauft. Das Problem dabei sind nicht allein die Skrupellosen, die unsere Feigheit ausnutzen. Wir sind es selbst, die uns verraten und verkaufen.

Angst ist die Geschäftsgrundlage der Mafia: Die sogenannte ›Familie‹ sorgt für dich, sie schützt dich und gibt dir Sicherheit, dafür musst du nur den Preis zahlen, den die ›Familie‹ fordert.

Wir müssen uns selbst befreien. Sonst bleiben wir ein Leben lang abhängig von anderen. Wenn wir Glück haben, schützen diese uns tatsächlich. Aber so viel uneigennützige Liebe ist selten. Meist zahlen wir einen hohen Preis für fehlenden Mut. Sobald jemand merkt, dass wir aus Angst zu allem bereit sind, besteht die Gefahr, dass er oder sie das ausnutzt. Davor sollten wir Angst haben! Da ist es besser, vor allem befreiender, allen Erpressungsversuchen einen Riegel vorzuschieben.

Ein Bekannter von mir hat 3000 Euro für eine MP3-Datei mit Affirmationen bezahlt, die für ihn maßgeschneidert waren und die seine Ängste wegzaubern sollten, was natürlich nicht funktionierte. Hat er sein Geld zurückgefordert? Nein, er gab sich die Schuld an seinem Scheitern statt der Methode. Wahrscheinlich hatte er Angst, sich zu blamieren, wenn er eine gerichtliche Klage eingereicht hätte. Wer zahlt schon eine solche Summe für ein hohles Versprechen? Das versteht nur, wer selbst einmal längere Zeit unter großen Beklemmungen gelitten hat.

Die Furchtsamen schränken lieber ihr Leben ein, als sich ihren Ängsten zu stellen und sie zu fühlen. Sie lassen sich manipulieren, statt sich eigene Ziele zu setzen und diese konsequent zu verfolgen, auch wenn das bedeutet, manchmal keinen Boden mehr unter den Füßen zu haben. Dabei entdeckt man jedoch etwas Aufregendes: Fliegen macht Spaß! Man lernt, darauf zu vertrauen, dass man immer wieder sanft landen wird. Immer? Nein, am Anfang nicht. Da ist es eher wie in Tom Pettys Song: *I'm learning to fly, but I ain't got wings, coming down is the hardest thing* (Ich lerne zu fliegen, aber ich habe keine Flügel, herunterzukommen ist am härtesten). Doch mit der Zeit lernt man, wie man weich landen kann.

Nicht zufällig ist in Metaphern über das Erwachsenwerden vom Fliegen die Rede: flügge werden, das Nest verlassen. Umgekehrt beschneidet man jemandem die Flügel bzw. stutzt sie ihm, um ihm die Freiheit zu nehmen. So weit sollte man es nicht kommen lassen. Man sollte nicht um jeden Preis der Angst aus dem Weg gehen.

HAST DU DAS HIER AUCH SCHON VERGEBLICH VERSUCHT?

Ausweichen, vermeiden, fliehen

Die naheliegendste Reaktion auf Angst ist, ihr auszuweichen. Diese Reaktion bestimmt auch das Verhalten von Tieren, die bei einer Gefahr normalerweise fliehen und nur dann, wenn sie buchstäblich mit dem Rücken zur Wand stehen, angreifen.

So viel Raum zwischen sich und eine Bedrohung zu bringen wie möglich, ist eine wirksame Strategie. Jedenfalls dann, wenn es um reale Gefahren geht. Bricht beispielsweise ein Feuer aus, ist es zunächst das Klügste, sich in Sicherheit zu bringen. Begegnet einem nachts eine Räuberbande, ist schnelles Weglaufen ratsam, sofern man dazu in der Lage ist.

Bei nur eingebildeten Gefahren stellt Flucht jedoch nur scheinbar eine Lösung dar. Sicher, wenn es darum geht, eine Geburtstagsrede zu halten, kann man darum bitten, jemand anderem diese Aufgabe zu übertragen. Notfalls hat man die Möglichkeit, sich zu entschuldigen und der Feier fernzubleiben. Für den Moment ist das Problem damit gelöst.

Anders sieht es aus, wenn es zum Beruf dazugehört, sich zu Wort zu melden. Vielfach ist es bei Meetings nötig, eine Präsentation zu machen, seinen Standpunkt darzulegen oder auch einfach an einer

Diskussion teilzunehmen. Es ist nur schwer möglich, sich dem auf Dauer zu entziehen. Und deshalb gleich den Beruf wechseln? Diese Alternative scheidet in den meisten Fällen aus. Und schon erweist sich Flucht als ungeeignet, um mit seinen Ängsten fertigzuwerden.

Es gibt im privaten und beruflichen Alltag viele Situationen, die ein Ausweichen nicht als die beste Taktik erscheinen lassen. Beispielsweise lässt sich eine Beziehung kaum anbahnen und entwickeln, wenn man Kontakt ständig vermeidet. Hier ist im Gegenteil das Sichannähern gefragt. Deshalb steht Schüchternheit, was nur ein anderer Ausdruck für soziale Angst ist, einer Freundschaft oder Partnerschaft sehr im Wege. Vielleicht kann man den ersten Kontakt noch im Internet herstellen, aber irgendwann muss man aus der Deckung hervorkommen, sich zeigen und reden. Ängstliche haben damit erhebliche Probleme. Wer sich trotzdem eine tiefere Beziehung wünscht, kommt nicht darum herum, das Flüchten aufzugeben.

Ich kenne allerdings eine ganze Reihe von Singles, die bis heute beim Vermeiden geblieben sind. Einige tun so, als würde ihnen an einer Partnerschaft nichts liegen. Andere geben zu, dass sie zu wenig aktiv sind. Aber sich oder anderen seine Ängste einzugestehen und – mehr noch – sie zu überwinden, erfordert schon Mut, also genau die Eigenschaft, die diesen Personen noch fehlt.

Vermeiden ist eine tückische Strategie. Sie ist nämlich im ersten Moment sehr befriedigend, weil sie augenblicklich von der Angst befreit. Langfristig vereitelt sie jedoch das Erreichen wichtiger Ziele.

Ausweichen verschlimmert sogar die Angst. Je mehr man sich herausfordernden Situationen entzieht, desto empfindlicher wird man. Das Aushalten der Angst wird als immer unangenehmer empfunden.

Ein ähnlicher Effekt tritt beispielsweise auf, wenn man sich dem Lärm erfolgreich entzieht. Sobald man in eine laute Umgebung kommt, will man sofort weg. Die Wucht heftiger Geräusche trifft einen ungeschützt. Wer dagegen an Lärm gewöhnt ist, fühlt sich auch noch wohl, wenn dröhnende Maschinen in der Nähe sind. Auch wenn man ruhige Umgebungen vorzieht, kann man es in lauten aushalten.

Entscheidend ist jedoch, dass man bestimmten Dingen wie dem Tod überhaupt nicht entfliehen kann. Weil sie keine anderen Strategien kennen als das Verleugnen und Ausweichen, fühlen sich viele beim Auftreten von unliebsamen Situationen hilflos und panisch. Es braucht in solchen Fällen bessere Strategien.

Kämpfen, aggressiv werden, Ärger

Eine weitere, sehr naheliegende Reaktion ist es, alles zu bekämpfen, was einem Angst macht. Dahinter steht die falsche Annahme, es seien die Dinge, die einen ängstigen. In der Hektik des Alltags meint man, erkannt zu haben, woher die Ängste kommen. Sie stehen in Zusammenhang mit bestimmten Menschen, Objekten und Situationen. Anders als diejenigen, die beginnen, davor zu fliehen, glaubt man, Angriff sei die beste Verteidigung.

Erich Fried hat in seinem beeindruckenden Gedicht »Die Maßnahmen« diese Reaktionsweise thematisiert. Darin heißt es am Ende:

Die Feinde werden geschlachtet
die Welt wird freundlich

Die Bösen werden geschlachtet
die Welt wird gut

Befreiung von der Flucht. Gedichte und Gegengedichte heißt der Band, aus dem dieses Gedicht stammt.* Das Gedicht selbst legt eher die

---

* Claassen Verlag, Hamburg 1968.

Befreiung vom Kampf nahe, vom Kampf gegen alles, was man verabscheut oder fürchtet. Auf diese Weise wird die Welt nicht besser.

In Ermangelung besserer Strategien verfallen Menschen jedoch immer wieder auf Flucht oder Kampf, um mit ihren Problemen zurechtzukommen. Sie glauben allen Ernstes, diese Methoden könnten zum Ziel führen. In den schlimmsten Momenten der Menschheit traten Kaiser, Könige oder Kanzler auf, die dem verhängnisvollen Irrtum verfielen, erfolgreich alles buchstäblich »schlachten« zu können, was ihnen im Weg stand. Dabei konnten sie sich auf viele Mittäter*innen und Mitläufer*innen stützen, die demselben Irrsinn huldigten.

Bezogen auf Angst hieße das fatale Programm:

Alles Beängstigende wird geschlachtet
die Welt wird sicher

Doch so funktioniert es nicht! Die Angst ist nicht da draußen. Sie ist in dir. Nur da kann sie ›bekämpft‹ werden. Eine absolut sichere Welt gibt es nicht. Alles andere ist eine Illusion. Davon zu träumen hilft einem nicht weiter. Im Gegenteil: Es macht alles nur noch schlimmer.

Erst mal einen Schnaps

Einen Schritt weiter sind diejenigen, die gemerkt haben, dass die Angst in ihnen steckt. Leider ergreifen sie oft die falschen Mittel, dort mit ihr fertigzuwerden.

Ein untauglicher Versuch, mit seinen Ängsten umzugehen, besteht darin, sie zu betäuben. Das Mittel der Wahl ist Alkohol. Bier, Wein oder Schnaps zu trinken, ist in unserer Gesellschaft beliebt. Diese Getränke werden als Genussmittel angesehen, und das sind sie auch, solange es wirklich um Genuss und nicht um die Betäubung von Gefühlen geht.

Wie kann man seine Gefühle, vor allem die unangenehmen, negativen loswerden? Diese Frage haben sich Menschen von Anbeginn gestellt, jedenfalls seit dem Zeitpunkt, als sie sich ihrer selbst stärker bewusst wurden.

Auch Tiere haben Angst. Sie reagieren jedoch instinktiv auf sie. Drei Hauptstrategien stehen ihnen zur Verfügung: Flucht, Kampf und Totstellen. Sie fliehen, wann immer es ihnen möglich ist. Kampf ist mit dem Risiko von Verletzungen verbunden. Deshalb stellen sie sich ihm nur, wenn es nicht anders geht. Totstellen wirkt auf den ersten Blick vielleicht nicht wie eine kluge Strategie, mit Feinden umzugehen. Doch ein zweiter Blick zeigt einem, dass Raubtiere von ihrer Beute ablassen, sobald sie erlegt scheint. Sie entfernen sich, um erst später auf ihren Fang zurückzukommen, so ähnlich wie wir, wenn wir einkaufen waren. In dieser Zeit haben die Beutetiere die Chance, aufzuspringen und doch noch zu entfliehen. Das vorübergehende Totstellen bewahrt sie vor dem endgültigen Ableben.

Tiere betrinken sich nicht, um zu entkommen. Sie haben aber auch nicht so viel Fantasie wie Menschen. Ihre Ängste sind typischerweise real. Das ist bei uns umgekehrt: Unsere Befürchtungen sind überwiegend eingebildet. Sie entstehen im Kopf. Daher liegt es nahe, irgendwie dort anzusetzen. Irgendwie, das bedeutet in diesem Fall, das Denken zu vernebeln, Beängstigendes zu vergessen, wenigstens eine Zeit lang. Dazu dient nicht wenigen der Alkohol. Mit Genuss hat das dann nichts mehr zu tun.

Wer Bier, Wein, Schnaps oder Cocktails trinkt, um seinen Gefühlen zu entfliehen, hat bald zwei Probleme: zum einen die Ängste, die nicht weichen wollen, und zum anderen die psychische Abhängigkeit vom Alkohol, der zwar vorübergehend etwas Erleichterung verschafft, aber bei dauerhaftem Missbrauch den Körper vergiftet.

Ich habe die Aussage nicht überprüft, aber meine Bio-Lehrerin sagte, Alkohol sei ein Systemgift. Es könne jedes Organ schädigen. Das leuchtete mir ein.

Die größten Schäden richtet Alkohol jedoch in sozialen Systemen an. Was durch Alkoholismus in Familien und in der Gesellschaft ganz allgemein passiert, ist bestürzend.

Die Deutsche Hauptstelle für Suchtfragen nennt auf ihrer Internetseite folgende Zahlen:

- 10,5 Liter Reinalkohol kamen 2017 auf jede*n Einwohner*in ab 15 Jahren,
- 2018 trank jede*r Einwohner*in durchschnittlich 102 Liter Bier, 20,5 Liter Wein und 5,4 Liter Spirituosen.

Die Zahl der Alkoholiker*innen wird auf drei Millionen geschätzt. Deutschland ist ein ›Hochkonsumland‹ für Alkohol.

Ein wirksames Mittel gegen Ängste sind alkoholische Getränke nicht. Sonst wäre die Angst weltweit bereits verschwunden.

Der Absacker

Sorgen und Ängste können einem den Schlaf rauben. Was lässt sich dagegen tun? Manche schwören auf einen »Absacker« als Hilfe beim Einschlafen. Was dem einen sein Glas Milch, ist dem anderen seine Flasche Wein.

Was ist mit »Absacker« gemeint? Nun, es ist gewiss kein Fachbegriff. Umgangssprachlich wird damit ein alkoholisches Getränk in einer solchen Menge verstanden, dass man anschließend nur ins Bett fallen kann. Nicht wenige sacken wahrscheinlich schon auf der Couch weg.

Im Grunde genommen ist es ein beschönigender Ausdruck; denn sich nur mithilfe von Alkohol entspannen und einschlafen zu können, stellt eher ein Problem als eine Lösung dar. Es ist kein Ersatz für natürliche Müdigkeit am Ende des Tages und das wohlige Gefühl, eine

Nacht lang erholsam schlafen zu dürfen. Am nächsten Morgen zeigt sich meist der Unterschied. Der »Absacker« erschwert das Aufstehen, während ein entspannter Schlaf es erleichtert.

Deshalb benutzen die härteren Fälle sowohl »Downer« als auch »Upper«. Was dem einen sein alkoholhaltiger Absacker, ist dem anderen sein »Downer«. Das ist ein amerikanischer Slangbegriff für Beruhigungs- oder Schlaftabletten (aber auch Alkohol kann damit gemeint sein). Um richtig munter zu werden, kommen sogenannte »Upper« zum Einsatz. Eigentlich kann man alles, was »high« (durch Drogen euphorisch) macht, dazuzählen. Der Übergang von Aufputschmitteln wie Amphetaminen zu illegalen Drogen wie Kokain ist fließend.

Ohne Medikamente oder Drogen weder müde noch wach zu werden, ist ein ernstes Problem. Es signalisiert, dass die natürlichen Wach- und Schlafrhythmen schwer gestört sind.

Damit wir uns nicht missverstehen: Ein Glas Wein am Abend, das schmeckt und zugleich müde macht, würde ich nicht als »Absacker« bezeichnen, genauso wenig wie eine Tasse Kaffee am Morgen.

Aber wenn Verspannungen und Ängste den Schlaf stören, gibt es bessere Mittel als Alkohol, Medikamente und Drogen. Deren Nebenwirkungen kann man sich ersparen.

Scheißegal-Pillen

Wäre es nicht toll, wenn es eine Tablette gäbe, mit der die Angst sich in Luft auflöst? Eine solche Arznei müsste doch eine Wohltat für die Menschheit sein? Das Ende der Angst wäre für alle Zeiten gekommen! Die Erlösung quasi als Pille!

Nun, so ein Medikament wurde bereits entwickelt, mehrere sogar. Die Gruppe der Beruhigungsmittel verspricht, Ängste zu lösen. Die

Muskeln entspannen sich. Der Geist beruhigt sich. Der Schlaf wird gefördert. Wunderbar! Fast zu schön, um wahr zu sein.

Es ist auch nicht wahr. Beruhigungsmittel wie Benzodiazepine, Betablocker, Buspiron, Antihistaminika, aber auch Neuroleptika und Antidepressiva haben zum Teil erhebliche Nebenwirkungen. Benzodiazepine beispielsweise sind dafür bekannt, dass sie in kurzer Zeit eine Abhängigkeit erzeugen. Deshalb gehören sie weltweit zu den Medikamenten, die am stärksten missbraucht werden. Nicht nur das haben sie mit illegalen Drogen gemeinsam. Mit der Zeit nimmt ihre Wirkung ab. Deshalb muss die Dosis erhöht werden, um denselben Effekt zu erzielen. Bei einem plötzlichen Absetzen des Medikaments kommt es oft zu Entzugserscheinungen. Menschen, die nach einem Unfall in eine Klinik eingeliefert werden und dort einige Zeit bleiben müssen, zeigen manchmal eigenartige Symptome, die mit dem Unfall nicht zu erklären sind. Erfahrene Ärzt*innen wissen, dass dahinter eine Abhängigkeit von Beruhigungsmitteln stecken kann.

Selbst die Einnahme geringer Dosen solcher Medikamente führt häufig schon zu einer sogenannten Niedrig-Dosen-Abhängigkeit. Von dem Umstand, dass Beruhigungsmittel müde, träge und benommen machen können, kommt der umgangssprachliche Ausdruck »Scheiß-egal-Pillen«.

Was auf den ersten Blick wie eine elegante, schnelle Lösung aussieht, erweist sich also auch in diesem Fall als suboptimal.

Etwas besser scheint die Bilanz bei pflanzlichen Beruhigungsmitteln wie Hopfen, Baldrian und Melisse zu sein. Die Nebenwirkungen sind hier geringer, die Wirkung allerdings auch.

Ängste sprechen sehr gut auf Placebos an. Dabei handelt es sich um Substanzen, die keine nennenswerte Wirkung erzielen können, weil sie nur aus ein bisschen Zucker und Füllstoffen bestehen. An ihrer Stelle könnte man also auch bunte, leckere Schokoladendragees ›einnehmen‹. Die Wirkung von Beruhigungsmitteln beruht zumindest teilweise auf der Erwartung, dass diese helfen werden.

Eine Coaching-Klientin von mir, die unter schweren Ängsten litt, hatte eines Tages genau diese Placebo-Wirkung erkannt. Noch bevor sie die Beruhigungspille schlucken konnte, ebbte ihre Panikattacke bereits ab. »Lisa, was bist du doch naiv!«, war ihre erste Reaktion, weil sie so lange geglaubt hatte, die Pille selbst würde ihr die Angst nehmen, während in Wirklichkeit ihr Glaube schon die ganze Arbeit tat. Immerhin, besser eine späte Erkenntnis als gar keine.

Ich kann diese Placebo-Wirkung aus eigener Erfahrung ebenfalls bestätigen. Zu Beginn meiner Auseinandersetzung mit meinen Ängsten verschrieb mir meine Ärztin etwas zur Beruhigung. Nachdem ich den Beipackzettel sorgfältig gelesen hatte, hatte ich vor den Nebenwirkungen mehr Angst als vor allem anderen. Ich trug jedoch das Fläschchen mit den Pillen immer bei mir. Die Gewissheit, im Notfall etwas zur Hand zu haben, genügte, um meine Ängste auf einem erträglichen Level zu halten. Die psychische Abhängigkeit kann ich genauso bestätigen. Es fiel mir schwer, die Tabletten nicht dabeizuhaben.

Übrigens mache ich als Coach keine Angsttherapie. Es kommt vor, dass Klient*innen unter Ängsten leiden, aber deshalb kommen sie nicht zu mir. Dass sich ihre Ängste verringern, ist in gewisser Weise eine unbeabsichtigte Nebenwirkung, wenn auch eine positive. Ich vergleiche meine Arbeit insofern gerne mit der eines Schwimmlehrers. Die Leute kommen zu ihm, um schwimmen zu lernen. Dass sie sich durch das Schwimmtraining wohler fühlen und bestimmte körperliche, vielleicht sogar psychische Symptome verlieren, ist ein erfreulicher Nebeneffekt. Das liegt in der Natur der Sache und macht den Schwimmlehrer nicht zu einem Therapeuten.

Verantwortungsbewusste Ärzt*innen werden »Scheißegal-Pillen« jedenfalls selten verschreiben. Als meine Frau vor ihrem ersten Examen von ihrer Ärztin gerne ein Beruhigungsmittel für den Prüfungstag wollte, lehnte diese es ab, ihr etwas zu verschreiben. Vielmehr stärkte sie die Überzeugung meiner Frau, dass sie den Tag auch ohne Pillen überstehen werde. Und so war es dann auch!

Panik-Tropfen

Wer den Schaden hat, braucht über Spott nicht zu klagen. Obwohl ich selbst lange unter Ängsten gelitten habe, konnte ich mir ein inneres Grinsen nicht verkneifen, als ich an der Kasse eines Reformhauses einen Aufsteller mit Panik-Tropfen sah. Mit ängstlichen Menschen kann man wirklich alles machen!

Im vorigen Kapitel habe ich über Placebo-Wirkungen geschrieben. Dieser Effekt dürfte auch für Paniktropfen aller Art gelten. Zu meiner Zeit, soll heißen: Als ich mit meiner Angst kämpfte, gab es so etwas noch nicht. Oder ich hatte es nicht entdeckt. Ich weiß nicht, ob ich mir ein Fläschchen gekauft hätte. Ausschließen kann ich das nicht.

Aus heutiger Sicht würde ich solchen Mittelchen die gleiche Wirkung zuschreiben, die die Beruhigungspillen in meiner Hosentasche erzielten. Eine unsichtbare Kraft übertrug sich beruhigend auf mich. Scherz beiseite: Der menschliche Geist vermag Unglaubliches. Er kann im Bruchteil einer Sekunde Panik auslösen und sie in kürzester Zeit wieder verschwinden lassen. Deshalb finde ich es spannender, sich mit dem Verstand und wie man besten mit ihm umgeht, zu beschäftigen. Falls ich es noch nicht gesagt habe: Wer eine lebhafte Fantasie hat, muss lernen, diese zu zügeln. Wer sensibel ist, muss mehr als andere lernen, mit seinen Gefühlen zurechtzukommen.

Placebo-Mittel kann man wie einen Talisman bei sich tragen. Wenn man an sie glaubt, helfen sie. Typischerweise verpufft ihre Wirkung, nachdem sich die Angst als stärker erwiesen hat. Der Zauber ist dann vorbei.

In den Wolken schweben

Manche Menschen versuchen, ihren Ängsten zu entkommen, indem sie immer positiv denken. Die Idee scheint einleuchtend: Mach es wie die Sonnenuhr, zähl die schönen Stunden nur. Das Ganze hat nur einen Haken: Es funktioniert nicht. Jeder, der schon einmal versucht hat, sich ausschließlich positive Gedanken zu machen, hat festgestellt, dass die Wirklichkeit ihn schnell wieder einholt. Sobald etwas schiefgeht, kann man sich noch so sehr anstrengen: Bevor man »Piep« sagen kann, ist man mittendrin in seiner dunklen Gedankenwelt und in seinen Ängsten. Die negativen Gedanken lassen sich auf Dauer nicht verdrängen. Sie gehören zu einem wie das Unkraut zum Garten. Ja, aber man kann das Unkraut doch ausreißen, sagen einige dann, darum geht es doch gerade, um die Pflege des Gartens. Man müsse das Unkraut so lange tilgen, bis nur noch das »Kraut«, die Blumen, das Gemüse, das Obst und der Rasen übrig bleiben.

Hast du das schon mal in einem Garten versucht? Es macht höllisch viel Arbeit, gelingt nur teilweise und nur zeitweise, denn das Unkraut kommt immer wieder zurück. Wenn es nur das wäre! Aber im Garten gibt es auch noch Mäuse, Maulwürfe und andere Tiere, die dafür sorgen, dass man in Bewegung bleibt. Ganz abgesehen von Pilzbefall, Sporen und anderen unerwünschten Kleinstlebewesen, die sich gerne im Garten ausbreiten.

In Abwandlung des Gedichts »Die Maßnahmen« von Erich Fried glauben die Positivdenker und Unkrauttilger:

Wir tilgen das Unkraut
der Garten wird schön

Wir tilgen die negativen Gedanken
der Geist wird positiv

Der Traum aller Idealisten, Utopisten, Schwärmer und Fantasten ist es, dass die Welt eines Tages nur noch positiv, angenehm und frei von allen Problemen sein wird. Jedoch, es bleibt ein Traum. Das Paradies kommt später, vielleicht. Auf der Erde sind das Negative und das Positive untrennbar miteinander verbunden. Du kannst nicht das eine ohne das andere haben. Alles, was du dir wünschen kannst, ist, so viel Schönes wie möglich zu erleben und zu lernen, mit dem Hässlichen und Unangenehmen zurechtzukommen, Ängste inklusive.

In der US-amerikanischen Selbsthilfeliteratur findet sich oft der Satz: Fake it till you make it. Tu so als ob, bis du es wirklich kannst. So zu tun, als ob man etwas kann, ist eine Strategie, die in einigen Fällen helfen kann. Wenn es darum geht, ausschließlich positiv zu denken, bleibt dieser Satz jedoch ein Wunschtraum. Keiner wird es je schaffen, sich nur erfreuliche Gedanken zu machen.

Nur auf der Sonnenseite des Lebens sein zu wollen, nur die schönen Stunden zu zählen, mag zeitweise helfen. Im Übrigen gilt: Das Pendel schwingt hin und her. Es ist ausgeschlossen, nur auf einer Seite zu schwingen. Wie sollte das gehen?

Ein paar Kritiker meinen, positives Denken sei sogar gefährlich. So schlimm ist es nun auch wieder nicht. Eher ist es mit den rein pflanzlichen Beruhigungsmitteln zu vergleichen: Die Nebenwirkungen sind gering, die Wirkung aber auch.

Anderen Angst machen

Mach den anderen Angst, bevor sie dir Angst machen. Nach dieser Devise handeln einige Menschen. Ich hoffe, du bist keiner von denen. Es ist so eine Art Variante des Plumpsack-Spiels. Erinnerst du dich noch daran? Es ist ein beliebtes Kinderspiel. Man braucht dafür so viele Teilnehmer*innen, dass ein großer Kreis gebildet werden kann. Und einen Plumpsack. Das kann alles Mögliche sein: ein Stoffsäckchen, ein Taschentuch oder einfach eine zusammengeknüllte Papierseite. Die Teilnehmer*innen sitzen im Kreis, schauen in die Mitte und singen:

»Dreht euch nicht um, der Plumpsack geht rum, wer sich umdreht oder lacht, dem wird der Buckel blau gemacht, darum dreht euch nicht um …« Eine wird zum*zur Sackträger*in bestimmt. Dann geht es los: Der Plumpsack geht herum. Der*die Spieler*in mit dem Papierball läuft um den Kreis herum und lässt den Plumpsack irgendwann hinter einem*einer Teilnehmer*in fallen. Sobald diese das bemerkt, nimmt sie den Ball auf und rennt hinter der anderen her, die versuchen muss, den freien Platz im Kreis zu erreichen. Schafft sie es, bleibt der Plumpsack bei dem*der Mitspieler*in, die sich nun ihrerseits bemüht, ihn loszuwerden. Wird sie vorher gefangen, muss sie es noch einmal versuchen. Entgegen dem Liedtext drehen sich alle verstohlen ein bisschen um, damit sie das Ablegen des Plumpsacks rechtzeitig bemerken. Die Spannung ist groß. Es wird gekreischt und vor Freude viel gelacht.

Das Spiel mit der Angst geht so ähnlich. In Familien, Teams und anderen sozialen Systemen werden einige Mitglieder als Angstträger bestimmt. Diese können versuchen, die Angst auf andere zu übertragen. Wirklich los werden sie diese damit selbstverständlich nicht. Aber alle tun so als ob. Wie beim Plumpsack wird dabei viel gelacht, besonders über die Angstträger*innen. Alle anderen scheinen befreit und entlastet.

An deiner Stelle würde ich dieses Spiel nicht mitspielen.

Macht und Kontrolle

Ein Aspekt ist es wert, mehrfach besonders hervorgehoben zu werden. Es sind nicht die äußeren Umstände, die uns ängstigen. Unsere Gedanken entscheiden darüber, ob wir mit Angst reagieren oder nicht. Wie willst du sonst erklären, dass sich Menschen in derselben Situation unterschiedlich verhalten? Die einen bleiben ruhig, während andere panisch werden. Wie willst du sonst erklären, dass du selbst in vergleichbaren Situationen mal mehr und mal weniger Angst hast?

Nehmen wir beispielsweise Höhenangst. Eine Zeit lang fiel es mir schwer, über Brücken zu gehen. Zwar machte es einen Unterschied, wie lang eine Brücke war. Über kürzere zu gehen, war einfacher als über längere. Aber an manchen Tagen war es schwerer als an anderen, dieselbe Brücke zu überqueren. Wie ist das zu erklären? Die Brücke hatte sich in keiner Weise verändert. Nur meine innere Verfassung war jeweils unterschiedlich. Es dauerte eine Weile, bis es mir gelang, regelmäßig gelassen zu bleiben. Heute gehe ich über besonders ›schwierige‹ Brücken, ohne überhaupt darüber nachzudenken.

Deshalb halte ich nicht viel von Strategien, die Umwelt ändern zu wollen, um keine Angst mehr zu haben. In einigen Fällen mag dies sinnvoll sein, aber nicht generell.

Viele Menschen streben danach, alles unter Kontrolle zu bekommen. Wenn ihnen das gelingt oder sie zumindest diesen Eindruck gewinnen, fühlen sie sich sicher. Der Nachteil dabei ist, dass es eine Illusion ist, die Welt beherrschen zu können. Diese ändert sich ständig. Ängstlichen Personen macht das extrem zu schaffen. Sobald sie den Eindruck haben, die Kontrolle über sich, ihre Mitmenschen und die Umstände im Allgemeinen zu verlieren, werden sie kopflos.

Noch etwas anderes spricht gegen diese Strategie. Sie ist anstrengend, so anstrengend, dass sie früher oder später zur Erschöpfung führt. Es gehört zu den Problemen ängstlicher Menschen, ständig auf der Hut zu sein, so als ob pausenlos die Alarmsirene heult. Je größer ihre Angst ist, desto mehr meinen sie, kontrollieren zu müssen. Das kann zu Kontrollzwängen und einer Besessenheit führen, die in der Psychotherapie als eigenes Krankheitsbild angesehen wird: die Gruppe der Zwangsstörungen. Wer damit zu tun hat, überprüft tausendmal, ob alles stimmt, und fühlt sich trotzdem weiter unsicher.

Als Menschheit leiden wir gemeinsam darunter, uns in dieser Welt nicht geborgen zu fühlen. Als Scheinlösung bietet sich an, dass wir uns die Erde untertan machen wollen. Dabei schaffen wir noch mehr Probleme, als wir ohnehin schon haben. Allmächtig, allwissend und allgegenwärtig sein zu wollen, sollten wir besser Gott überlassen.

Warum Einsicht allein nicht weiterhilft

Die meisten Menschen wissen, dass sie ›eigentlich‹ keine Angst haben müssten. Sie wissen, dass sie irrational handeln, zum Beispiel wenn sie einen großen Umweg gehen, nur um eine Brücke zu vermeiden. Es wäre okay, wenn der Weg schöner wäre oder sie ihre Kondition verbessern wollten, aber aus unberechtigter Angst eine längere Strecke in Kauf zu nehmen, ist einfach nur ein bisschen irre, und das ist ihnen klar. Deshalb sind die gut gemeinten Argumente anderer wie »Aber du brauchst doch keine Angst zu haben!« oder »Es ist gar nicht gefährlich, über diese Brücke zu gehen« zwecklos. Das wissen die Betroffenen selbst. Nur ist ihre Angst zu groß, um der Vernunft zu folgen.

Menschen mit Flugangst wissen, dass das Flugzeug aller Wahrscheinlichkeit nach nicht abstürzen wird. Fast alle Flugzeuge erreichen sicher ihr Ziel. 2019 fanden weltweit fast 47 Millionen Flüge statt. Und wie viele Maschinen sind abgestürzt? Seit 1945 sind nur wenige Tausend Verkehrsmaschinen verunglückt. Die Zahl der Toten liegt bei ungefähr 350 im Jahr.

Vergleiche das einmal mit der Zahl der Unfälle im Straßenverkehr. Während die Flugzeugabstürze so selten sind, dass sie Jahr für Jahr aufgelistet werden können, sind im Straßenverkehr so viele Menschen gestorben, dass es nur noch geschätzt werden kann. Trotzdem fühlen sich Menschen mit Flugangst im Auto meist sicher. Das ist absurd und liegt allein an der irrigen Annahme, eine Autofahrt selbst in der Hand zu haben und damit kontrollieren zu können. Hier haben wir ein weiteres Beispiel dafür, dass es am Denken liegt, ob jemand Angst hat oder nicht.

Etwas kann gefährlich sein, doch die Person glaubt, damit fertig zu werden. Oder sie denkt: Das Ziel ist mir das Risiko wert. Umgekehrt kann etwas total harmlos sein, die Person fühlt sich jedoch maximal bedroht und bekommt einen Panikanfall.

Programme zum Abbau von Flugangst beinhalten Informationen, warum Flugzeuge überhaupt fliegen können und warum es sehr sicher ist, sie zu benutzen. Das allein genügt aber nicht, um den Betroffenen die Angst zu nehmen. Es braucht mehr als das.

Manchmal ist die Gefahr nicht nur eingebildet, sondern sie wurde konkret erlebt, so beispielsweise wenn jemand vom Pferd stürzt und schmerzhaft landet. Je länger man wartet, wieder auf ein Pferd zu steigen, desto stärker wird die Angst, erneut die Erde zu küssen. Erfahrene Reiter*innen wissen, dass es am besten ist, möglichst sofort weiterzureiten, damit sich die unsanfte Erfahrung nicht festsetzt.

Neue Erfahrungen relativieren die alten. Auf diesem wichtigen Prinzip bauen wirksame Strategien gegen die Angst auf. Einsicht allein ist zu wenig.

Das Studium der Grundformen der Angst

Kurz gesagt: Es lohnt sich nicht, die verschiedenen Formen der Angst zu studieren. Deshalb findest du in diesem Kapitel keine entsprechenden Informationen. Falls dich das Thema brennend interessiert, bietet die einschlägige Literatur genug Lesestoff. Ich möchte dem nichts hinzufügen.

Warum sind Ängste überhaupt so ausufernd beschrieben worden? Es dürfte damit zusammenhängen, dass die Psychologie wie jede Wissenschaft am Anfang damit beschäftigt war, ihren Gegenstand ausführlich darzustellen. Aufzuschreiben, was man beobachtet, und sich anschließend Gedanken darüber zu machen, warum etwas so ist, wie es ist, reizt Intellektuelle sehr.

Lange Zeit hatte man nicht die geringste Ahnung, wo Gefühle herkamen. Jedenfalls die meisten Menschen besaßen dieses Wissen nicht. Buddha hatte zwar bereits vor 2500 Jahren den Geist, seine Vorzüge und seine Tücken erkundet und diese Erkenntnisse an Interessierte weitergegeben. Er persönlich hatte seine Ängste und Depressionen überwunden und den Weg zu Gelassenheit und Glück entdeckt. Aber nach Europa gelangte seine Lehre zunächst nicht. Erst vor etwa hundert Jahren entstanden in Deutschland kleine buddhistische Zirkel. Alles, was davor bekannt war, war bruchstückhaft und meist fehlerhaft.

Auch die Stoiker, griechisch-römische Philosophen, hatten schon vor 2000 Jahren erkannt, wie Gefühle und Gedanken zusammenhängen. In gebildeten Kreisen kursierte ihr Wissen. Doch anzuwenden wussten es auch dort nur die wenigsten.

Umso eifriger beschäftigte man sich deshalb damit, das kuriose Denken und Verhalten von Menschen aufzuzeichnen. Das schien einfacher, als es zu verstehen und zu ändern.

Bis heute weiß nur eine kleine Minderheit, wie sich Gefühle verändern lassen. Bis vor Kurzem wurde sogar energisch bestritten, dass dies überhaupt möglich ist. »Was Hänschen nicht lernt, lernt Hans nimmermehr«, sagte nicht nur der Volksmund. Auch die Wissenschaft war dieser (falschen) Meinung. Die Grundformen der Angst aufzählen zu können galt als Gipfel der menschlichen Erkenntnis. Alles andere waren mehr oder weniger Mutmaßungen.

Dein inneres, ängstliches Kind

Müssen wir unser inneres Kind kennenlernen, verstehen und umsorgen, damit wir unsere Ängste verlieren? Ein erster Hinweis auf die Antwort ergibt sich aus der Tatsache, dass zahlreiche Menschen gelernt haben, mit ihren Ängsten auf eine erwachsene Weise umzugehen, ohne jemals von dem Konzept »inneres Kind« gehört zu haben. Es geht also auch ohne.

Die Idee, dass unsere innere Welt eigene oder fremde Personen beinhaltet, ist uralt. Die älteste ist vermutlich die, dass in unserem Inneren Gott oder auch der Teufel zu finden sei. Insbesondere die Vorstellung, dass böse Geister in Gestalt von Dämonen oder Dibbuks und verlorene Seelen oder verirrte Tote von uns Besitz ergreifen könnten, hat bereits viele Menschen beunruhigt. In schamanischen Ritualen, aber auch im katholischen Exorzismus galt die Teufelsaustreibung als probates Heilmittel. Es waren frühe Versuche, sich die Welt zu erklären und etwas gegen körperliches und seelisches Leiden unternehmen zu können. Ganz ausgestorben ist dieser Aberglaube bis heute nicht.

Etwas weniger dramatische Vorstellungen verbinden sich mit den von C.G. Jung propagierten Archetypen, mit Teilpersönlichkeiten wie dem inneren Kind, dem inneren Kritiker, Antreiber oder Perfektionisten. Mitunter ist gleich ein ganzes inneres Team zugegen oder eine innere WG.

Die Frage »Wer bin ich und, wenn ja, wie viele?« hat hier ihren Ursprung.

Genau genommen ist das ganze Ego ein Konstrukt. Buddha hat als einer der Ersten die Innenwelt genau erkundet. Er fand Gedanken, Bilder, Gefühle, Wahrnehmungen, Erinnerungen, Zukunftsfantasien, Gewahrsein, aber kein »Ich«, keinen festen Wesenskern. Das bedeutet nicht etwa, dass es dich oder mich nicht gibt, sondern dass wir uns ständig verändern. Wir sehen es, wenn wir Fotos von uns selbst von unserer Geburt an betrachten. Ist das noch dieselbe Person? Äußerlich bestimmt nicht. Und innerlich? Auch da erleben wir unaufhörlich Veränderungen. Als Säugling konnten wir nicht sprechen. Eine oder mehrere Sprachen wurden mit der Zeit ein Teil unserer geistigen Welt. Je mehr Orte, Pflanzen, Tiere und Menschen wir kennenlernten, desto reicher wurde unsere Innenwelt. Ein kleines Kind ist noch ganz im Hier und Jetzt. Wo auch sonst? Denn die Vorstellung von Vergangenheit und Zukunft bildet sich erst mit der Zahl von Sinneseindrücken, die dann mehr und mehr zeitlich geordnet werden. Mit einem etwas älteren Kind kann man bereits über die vergangenen Stunden, Tage und Wochen sprechen.

Aus der Gesamtmenge unserer Erfahrungen lassen sich dann Teilpersönlichkeiten kreieren: das innere Kind, die innere Teenagerin, die innere 30-, 40-, 50-Jährige und so weiter. Es ist nur eine Frage der Fantasie, wen man in seinem Inneren erschaffen will.

Eher unangenehm fallen die Menschen auf, die unbewusst in frühe Verhaltensweisen zurückfallen. Das ist bestenfalls kindlich, oft aber auch kindisch. Erwachsene können innerlich erstaunlich unreif sein, wenn sie bestimmte, innere Entwicklungsschritte noch nicht gemacht haben.

Eines ist gewiss: Jedes gesunde Kind will erwachsen werden. Es ist nämlich kein Vergnügen, immer jemanden um Erlaubnis zu fragen oder um Hilfe bitten zu müssen. Alle verantwortungsbewussten Eltern befähigen ihre Kinder deshalb, so bald wie möglich selbstständig zu werden.

Wenn du dein inneres Kind kennenlernst, dann gewinnst du dabei Einsichten, nicht mehr und nicht weniger. Ist dein inneres Kind verängstigt, wäre es am besten, wenn du ihm hilfst, mutiger zu werden und Vertrauen in sich und die Welt zu entwickeln. Verständnis allein wird ihm nicht helfen. Du müsstest ihm beibringen, wie du als Erwachsener mit Ängsten fertig wirst. An dem Punkt beißt sich die Katze in den Schwanz. Wenn du das wüsstest, wären weder dein inneres Kind noch du selbst als Erwachsener ängstlich. Da du es aber noch nicht gelernt hast, mit deinen Ängsten auf eine erwachsene, reife Art umzugehen, kannst du deinem inneren Kind kaum die notwendigen Schritte vermitteln. Denkbar wäre, dass du (dein erwachsenes Ich) dir (deinem inneren Kind) beibringst, deine Ängste zu überwinden. Aber aus meiner Sicht macht dies den notwendigen Prozess unnötig kompliziert, vor allem weil »deine« Ängste nicht nur aus der Kindheit, sondern aus jeder Lebensphase stammen können und dein inneres Kind deshalb nicht immer der richtige Ansprechpartner ist.

Vielleicht ist dein inneres Kind auch vollkommen verzogen und verhätschelt. Dann müsstest du viel von richtiger Kindererziehung verstehen, um seine Kooperation zu gewinnen und es ermutigen, sich mehr zu trauen. Auf keinen Fall dürftest du dabei zu nachgiebig sein. Darauf läuft es letztlich ohnehin hinaus. Eine Bezugnahme auf das innere Kind ist aus meiner Sicht überflüssig.

Die Angst umarmen, Freundschaft mit der Angst schließen

Die Angst umarmen, Freundschaft mit ihr schließen: Das klingt toll, und es hat auch einen wahren Kern. Doch für viele bleibt das ein frommer Wunsch. Sie herzen ihre Angst und sind mit ihr per du: Nur es ändert sich nichts. Du verlierst beispielsweise nicht die Angst vor Hunden, indem du deine Angst umarmst. Besser wäre es, du würdest einen Hund finden, der auch zu Fremden freundlich ist, und ihn umarmen. Dadurch würdest du die konkrete Erfahrung machen, dass nur wenige Hunde bissig sind und die allermeisten dir nichts tun wollen. Selbst bei einem sehr netten Hund würde dich das anfangs eine Menge Überwindung kosten, egal wie sehr du deine Angst umarmst.

Muss man die Angst lieben? Muss man Freundschaft mit ihr schließen? Mir persönlich klingt das zu sehr nach Nicht-wehtun-Salbe. Wenn es dir hilft, vor deinen Ängsten nicht mehr wegzulaufen und sie nicht mehr zu bekämpfen, sondern zuzulassen, ist die Vorstellung von Freundschaft und Umarmung allerdings ein Schritt in die richtige Richtung.

Die entscheidende Frage ist immer: Hilft es denn? Was immer dir nützt, besser mit deinen Ängsten umzugehen, ist willkommen.

Auf der einen Seite stehen diejenigen, die die Angst umarmen wollen, auf der anderen die, die finden, dass Angst stinkt. Ich kann mit beiden Standpunkten nicht viel anfangen und habe sie nicht gebraucht, um ein neues Verhältnis zur Angst zu finden. Man muss es nicht gleich übertreiben. Angst ist Angst. Sie ist, wie sie ist: ein Teil des Lebens. Sie kann nützen oder schaden. Sie kann Leben retten oder es zerstören. Was zählt, ist, dass man mit ihr umgehen kann.

IST THERAPIE EIN TEIL DES PROBLEMS?

Das Geschäft mit der Angst

Unser Gesundheitswesen hat ein strukturelles Problem. Es ist auf Behandlung, nicht auf Heilung ausgerichtet. Ärzt*innen und Therapeut*innen werden für ihre Tätigkeit bezahlt, nicht für ihre Erfolge. Das heißt, dass ein Patient nicht geheilt werden muss, damit ein Arzt etwas verdient.

Im Gegenteil: Für den*die Ärzt*in ist es von finanziellem Nachteil, wenn der*die Patient*in wieder gesund wird, besonders wenn die Heilung schnell geht. Spötter meinen, Ärzt*innen würden zwei Situationen fürchten: erstens, dass Patient*innen sterben, und zweitens, dass sie genesen. Beides sei nämlich schlecht fürs Geschäft. Ein gesunder Patient bringe ebenso wenig Geld wie ein toter. Am schlimmsten aber seien für Ärzt*innen und Therapeut*innen Menschen, die niemals krank würden. Blieben alle gesund, würde etwas anderes aussterben: der Beruf des Mediziners.

Ich spreche Ärzt*innen keineswegs Mitgefühl ab. Natürlich ist es für viele (nicht alle!) schmerzlich, wenn ein Patient stirbt oder nicht gesund wird und leidet.

Aber die Sache hat eben noch eine andere Seite. Versetz dich einmal in die Lage eines*einer Ärzt*in: Deine Praxis läuft gut. Sie wirft eine Menge Gewinn ab. Daraus kannst du eine ganze Reihe von Annehmlichkeiten finanzieren: ein Haus, vielleicht noch ein Feriendomizil, Autos der gehobenen Klasse, die Ausbildung deiner Kinder, einen komfortablen Lebensstandard, bei dem du nicht aufs Geld schauen musst.

Und dann passiert etwas Furchtbares: Deine Patient*innen werden alle gesund. Du hast plötzlich heilende Hände. Wen du berührst, der läuft bald wieder munter umher. Niemand wird mehr krank. Alle wissen, was sie tun müssen, um ein glückliches, gesundes und langes Leben zu führen. Im ersten Moment freust du dich mit den Genesenden und Gesunden. Wie wunderbar, dass es ihnen gut geht und sie sich jeden Tag wohlfühlen. Bis dir die Folgen für dich persönlich klar werden: Du kannst deine Immobilien nicht mehr abbezahlen, die Autos sind plötzlich zu teuer für dich, du weißt nicht mehr, wo du das Geld für die Ausbildung deiner Kinder hernehmen sollst. Des einen Freud ist des andern Leid. Deine Einnahmequelle versiegt.

Daher ist es finanziell gesehen für Ärzt*innen einfach besser, wenn Menschen häufiger und länger erkranken, wenn sie so verunglücken, dass sie eine längere Behandlung mit Rehabilitation benötigen und nie wieder völlig gesund werden: einerseits bedauerlich, doch gut fürs Geschäft.

Ängste gehören für Apotheker, Ärztinnen und Therapeuten zu den gewinnbringenden Krankheiten. Sie vergehen zwar, kommen aber bald wieder. Beruhigungsmittel können verschrieben werden. In manchen Fällen ist eine psychotherapeutische Behandlung indiziert. Der*die Angstpatient*in ist geboren. Sie stirbt nicht an ihren Ängsten, leidet aber oft ein Leben lang darunter. Da sie um ihre Gesundheit besorgt ist, stellt sie ihrem*ihrer Ärzt*in gerne alle möglichen Wehwehchen vor. Mit etwas Glück lassen sich weitere behandlungsbedürftige Probleme diagnostizieren.

Je unwirksamer eine Behandlung gegen Ängste ist, desto lukrativer für alle Beteiligten – bis auf den*die Patient*in, die letztlich die Kosten bezahlen muss und ihre Sorgen nicht loswird. »Wir haben alles versucht, leider ist nach dem derzeitigen Stand der Wissenschaft bei Ihnen nichts zu machen«: Der Patient ist durchdiagnostiziert und austherapiert. Oder »therapieresistent«: eine sehr entlastende Feststellung für den Therapeuten, wenn er mit seinem Latein am Ende ist.

Zwei Punkte habe ich bei dieser Schilderung noch vergessen: eine*einen Patient*in, die sich selbst heilt. Und Probleme körperlicher oder psychischer Art, die von allein wieder verschwinden. Beides ist ganz schlecht fürs Geschäft, auch für das mit der Angst.

Verkaufsargumente

Oft müssen Verkäufer ihren Kunden Angst machen, damit diese kaufen. Sie malen ihnen in schwärzesten Farben aus, was passieren könnte, wenn sie auf die Segnungen des zu verkaufenden Objekts verzichten. *Hard selling* nennt sich das im Amerikanischen: Verkaufen auf die harte Tour. Und kauft er nicht freiwillig, so brauch ich Gewalt bzw. die Drohung mit einem empfindlichen Übel.

Bei Angstpatient*innen entfällt das. Sie bringen ihre Ängste bereits mit. Ihnen muss keiner mehr Angst machen. Sie sind bereit, alles zu kaufen, was verspricht, sie von ihren unangenehmen Gefühlen zu erlösen. Ich erwähnte bereits den armen, nein, reichen Menschen, der 3000 Euro für eine Audiodatei mit Affirmationen bezahlte.

Der französische Spielfilm *Docteur Knock. Ein Arzt mit gewissen Nebenwirkungen* beleuchtet die vielschichtigen Aspekte medizinischen Handelns sehr gut. Knock, der als betrügerischer Schiffsarzt begonnen hat, übernimmt eine Arztpraxis auf dem Land. Sein Vorgänger sowie der Apotheker kamen so gerade über die Runden. Die Leute haben zwar verschiedene Gebrechen, aber sie kommen gut ohne Arzt zurecht. Bis Docteur Knock auf der Bildfläche erscheint! Zunächst betreibt er in Schulen gesundheitliche Aufklärung, damit schon die jungen Menschen lernen, wie krank menschliche Organe werden können. Nicht, dass dies ein unausweichliches Schicksal wäre, aber es könnte doch passieren. Besser man geht vorher zum Arzt!

Außerdem bietet Knock anfangs eine kostenlose Sprechstunde an, in der er unbedarften Dorfbewohner*innen bewusst macht, wie krank sie in Wirklichkeit sind. Bald beginnt seine Praxis, zu florieren. Auch die Apotheke arbeitet nun mit beachtlichen Gewinnen.

Handelt Docteur Knock gewissenlos und unmoralisch? Nicht unbedingt. Tatsächlich kuriert er einige Leiden, die sich sonst verschlimmert hätten. Allerdings übertreibt er auch einige Beschwerden seiner Patient*innen und suggeriert ihnen, möglicherweise todkrank zu sein. Es sind noch Menschen, die sich nicht viele Sorgen um ihre Gesundheit machen. Sie akzeptieren gewisse Einschränkungen klaglos. Der Tod gehört für sie zum Leben.

Das ändert sich nun zunehmend. Knock baut das örtliche Hotel zu einem Sanatorium um. Er macht eine einfache Rechnung auf: Wenn jeder Dorfbewohner – sagen wir 6000 Personen – jährlich 200 Francs (alter Währung) abwirft, übersteigt der Gewinn schnell die Millionengrenze. Diese Menschen sind das Feld, das es zu beackern gilt.

Im Grunde schildert der Film im kleinen Maßstab die Entstehung des modernen Gesundheitswesens. Es ist wohlgemerkt eine Komödie ohne belehrenden Zeigefinger. Trotzdem regt sie zum Nachdenken an.

Therapien gegen tausendundeine Angst

Man kann es drehen und wenden, wie man will, aber eines steht fest: Die meisten Menschen, deren Leben durch ihre Ängste und Sorgen beeinträchtigt wird, gehen weder zu einem Arzt noch zu einer Therapeutin.

Dabei ist das Angebot an Therapien riesig. Ärzte und Psychiater*innen haben die Qual der Wahl zwischen einer Vielzahl an Psychopharmaka. Therapeut*innen müssen zwischen Hunderten von möglichen Methoden eine Entscheidung treffen. Allein das *Handbuch der Psychotherapie*, herausgegeben von Raymond Corsini, das Anfang der 1980er-Jahre erschien, umfasste in zwei dicken Bänden etwa 70 Therapien. Seitdem sind es bestimmt nicht weniger geworden.

Heiler aller Art versprechen Linderung oder Beseitigung der quälenden Symptome. Rechnet man Priester, Seelsorger, Schamanen, Heilpraktiker für Psychotherapie, Astrolog*innen und die Vertreter*innen (weiterer) esoterischer Richtungen hinzu, wird das Angebot schnell unüberschaubar.

Erfolge behaupten alle. Das ist Teil des Geschäfts und angesichts der hohen Placebo-Effekte bei Ängsten sogar zu erwarten. Selbst eine Schachtel mit bunten, von Pfefferminz überzogenen Schokopillen kann vorübergehend Linderung verschaffen. Probiere es aus. Die positive Wirkung ist erstaunlich, besonders wenn man daran glaubt!

Wären Schokodragees mit Pfefferminz ein Medikament, wäre ihnen ein umfangreicher Beipackzettel beigefügt, der mögliche Nebenwirkungen von Pfefferminz, Kakao und allen anderen Inhaltsstoffen beschreibt. Aber da es nur eine Leckerei ist, sind wir noch nicht so weit. Die Verpackung sollte jedoch in keinem Fall mitgegessen werden.

Helfen Psychotherapien? Ja, für einige ist dies wissenschaftlich nachgewiesen. Doch die meisten lassen einen Wirksamkeitsnachweis vermissen. Selbst bei Psychopharmaka ist heftig umstritten, inwieweit sie bei den angegebenen Problemen tatsächlich wirken.

Anders als bei Arzneien wird jedoch selten thematisiert, dass Psychotherapien auch schaden können. Sie können die bestehenden Probleme verschlimmern.

So berichtet der anerkannte Sozialpsychologe und Professor für Psychologie, Timothy Wilson, in seinem Buch *Redirect*, dass ein in den USA weitverbreitetes Verfahren, das psychologische Störungen nach einer traumatischen Erfahrung verhindern soll, bisweilen das Gegenteil bewirkt. Die Betroffenen werden dabei aufgefordert, binnen 48 Stunden über ihr Erlebnis zu berichten und auch ihre Gefühle zum Ausdruck zu bringen. Klingt einfühlsam, über das Unglück sprechen zu können, einen geschulten Gesprächspartner an der Seite zu haben und alle Emotionen herauszulassen. Doch es stellte sich heraus, dass Personen, denen diese ›Wohltat‹ nicht zuteil geworden war, später besser dran waren als die Behandelten. Es war von Vorteil, einfach nach Hause zu gehen, weiterzuleben und erst Monate später das Ganze konstruktiv zu verarbeiten.

Auch Arnold Lazarus, ein Mitbegründer der Kognitiven Verhaltenstherapie, schreibt in seinem Buch *Ich kann, wenn ich will. Anleitung zur psychologischen Selbsthilfe* offen über mögliche Verschlechterungen durch Psychotherapie.

Was eine medikamentöse Therapie angeht, formuliert der dänische Medizinforscher Peter Gotzsche in seinem Buch *Tödliche Psychopharmaka und organisiertes Leugnen* eine deutliche Kritik.

Ich will mich aus dem Streit über das Für und Wider der angebotenen Therapien an dieser Stelle heraushalten. Es gibt Menschen, die haben von Psychopharmaka und (oder) Psychotherapien profitiert, und andere, denen es entweder nicht genützt oder sogar geschadet hat.

Stattdessen will ich sagen, was ich tun würde bzw. wie ich selbst vorgegangen bin: Als Erstes würde ich aufschreiben, worunter ich konkret leide, wie sich die Angst in meinem Leben auswirkt. Das wäre der Ausgangspunkt. Danach würde ich genau definieren, was ich von der Therapie erwarte, wie es mir anschließend gehen soll und was mir dann wieder möglich ist. Ferner würde ich mir einen*eine Therapeut*in suchen, die möglichst selbst betroffen war und gelernt hat, mit ihren Ängsten umzugehen. Zumindest sollte sie Auskunft geben können, inwieweit sie anderen helfen konnte, wie viele von ihrer Therapie profitiert haben. Ich würde Wert darauf legen, mich in der Gegenwart des*der Therapeut*in wohlzufühlen. Ich müsste die Überzeugung gewinnen, dass mir die Methode, die sie mir geschildert hat, helfen kann.

Mir wäre außerdem wichtig, dass es mir von Therapiestunde zu Therapiestunde besser geht. Die Fortschritte in Richtung meiner definierten Ziele dürften klein sein, aber sie müssten sich von Anfang an zeigen. Ich würde mich nicht darauf vertrösten lassen, dass es mir in Monaten oder Jahren vielleicht etwas besser geht. Auf keinen Fall jedoch sollte es mir im Laufe der Therapie schlechter gehen. Mag sein, dass ich meine Ängste intensiver empfinde, aber es sollte darunter eine Kraft spürbar werden, dass ich stärker bin als meine Ängste.

Ist das zu viel verlangt? Ich glaube nicht.

Die Angst wegklopfen

Neu ist es schon lange nicht mehr, aber die meisten dürften noch nie davon gehört haben: Angeblich kann man seine Ängste und andere störende Gefühle wegklopfen. Emotional Freedom Technique (EFT) nennt sich die Methode. Inzwischen gibt es zahlreiche Ableger von ihr. Die Idee dabei ist, dass Energien durch Klopfen auf bestimmte Körperpunkte wieder zum Fließen gebracht werden und sich emotionale Blockaden auf diese Weise auflösen. Von einigen wird das Verfahren daher auch als Klopfakupressur bezeichnet.

Die Ausübung von Druck auf bestimmte Körperpunkte erinnert an die Traditionelle Chinesische Medizin (TCM). Sie nimmt an, dass es im Körper nicht nur Bahnen für Blut oder Lymphe gibt, sondern auch für Energie.

Ob das stimmt, ist nach wie vor umstritten. Nachgewiesen ist inzwischen allerdings, dass Akupunktur, das Setzen von Nadeln auf bestimmte Körperpunkte, bei einigen Leiden helfen kann. Wie das möglich ist, ist zumindest für die westliche Wissenschaft weiter offen.

Das Verfahren der Emotional Freedom Technique mutet etwas skurril an: Während man in einer vorgeschriebenen Reihenfolge mit den Fingern leicht auf einige Körperpartien klopft, summt man eine Melodie, rollt mit den Augen und spricht sich aufmunternde Sätze zu.

Welches dieser Elemente mag – wenn überhaupt – die Ängste zum Verschwinden bringen? Handelt es sich um bloße Ablenkung? Findet ein Umdenken statt? Lösen sich Spannungsmuster auf? Oder werden tatsächlich Energien in Bewegung versetzt?

Ich selbst zähle mich zu den Pragmatikern: Wer heilt, hat Recht, auch wenn ich nicht verstehe, warum. Deshalb würde ich mit niemandem streiten, dem diese Methode geholfen hat.

Allerdings will ich meine Einwände nicht verschweigen: Aus eigener Erfahrung kann ich das Wegklopfen von Ängsten nicht bestätigen. Ich habe meine Probleme anders überwunden. Daher bin ich mir sicher, dass EFT nicht notwendig ist, um sich zu helfen.

Mir ist das Verfahren zu umständlich. Welche Punkte müssen in welcher Reihenfolge bearbeitet werden? Soll ich damit etwa mitten in einer Teamsitzung oder in der U-Bahn beginnen, wenn ich spüre, dass ich ängstlich werde? Damit wäre mir die Aufmerksamkeit meiner Umgebung gewiss. Aber ist das mein Ziel?

EFT hat sich ›weiterentwickelt‹. Die Punkte wurden reduziert, die Reihenfolge vereinfacht. Manche sagen auch, es sei nicht so wichtig, ob man die Punkte treffe. Hauptsache, man klopfe irgendwo. Andere stellen das Klopfen am Körper ganz zur Disposition. Es genüge, in Gedanken zu klopfen.

Nun gibt es zwischen Himmel und Erde gewiss mehr Dinge, als unsere Schulweisheit sich träumen lässt. Aber die Beliebigkeit der Verfahrensanweisungen zeigt, dass EFT offensichtlich mehr mit inneren als mit äußeren Abläufen zu tun hat. Die Gedanken und Überzeugungen, also der Glaube an die Methode scheint eine große Rolle zu spielen. Da Gedanken aber auch eine Form von Energie darstellen, wird die hinter EFT stehende Theorie wieder stimmig – irgendwie jedenfalls.

Wenn deine Therapeutin mehr Angst hat als du

Die Ausbildung der Psychotherapeut*innen befindet sich zurzeit im Umbruch. Das Bundesgesundheitsministerium teilte am 27. September 2019 auf seiner Internetseite mit, dass die Approbation (Erlaubnis zur Behandlung) als Psychotherapeut*in zukünftig nach einem fünfjährigen Universitätsstudium erteilt werden soll. Das von Universitäten angebotene Direktstudium zur Ausbildung in der Psychotherapie gliedert sich in ein dreijähriges Bachelor- und ein zweijähriges Masterstudium. Wer eine Kassenzulassung möchte, muss nach bestandenem Staatsexamen noch eine Weiterbildung in stationären oder ambulanten Einrichtungen absolvieren. Das Ministerium erhofft sich durch die Neuordnung der Ausbildung für Psychotherapeut*innen eine verbesserte psychotherapeutische Versorgung der Patient*innen. Ob sich diese Hoffnung erfüllt, bleibt abzuwarten.

Bisher waren Universitäten im Allgemeinen stolz darauf, nicht berufsvorbereitend tätig zu sein. Sie wollten auf keinen Fall mit Berufsschulen verwechselt werden, sondern fühlten sich ausschließlich der Forschung und Lehre verpflichtet. Es ist zu begrüßen, dass die Berufsausbildung von Psychotherapeut*innen jetzt als Aufgabe der Universitäten formuliert wurde.

Was bedeutet das für angehende Psychotherapeut*innen? Nicht wenige Psychologie-Studierende erhoffen sich die Lösung ihrer eigenen Probleme während des Studiums. Ob sich dieser Wunsch in Zukunft erfüllt? Heiler, heile dich selbst: Schön wär's.

Psychotherapeut*innen treten ihren Beruf oftmals mit den gleichen Problemen an wie ihre Klient*innen: gescheiterte Beziehungen, schlechte Konfliktfähigkeit, mangelnde Frustrationstoleranz, Ängste, Panik, Depressionen und gelegentliche Wutausbrüche. Kurz: full catastrophe living, wie der bekannnte Achtsamkeitslehrer Jon Kabat-Zinn die ganze Palette menschlicher Probleme in einem Buchtitel nannte.

Das macht Psychotherapeut*innen einerseits menschlich. Auf der anderen Seite stellt sich die Frage, wie sie ihren Patient*innen helfen wollen, wenn sie die gleichen Probleme haben wie ihre Patient*innen. Spötter würden einwerfen: »Wieso helfen? Sie reden mit ihnen. Dafür werden sie bezahlt. Alles andere ist nur ein Bonus.«

Jedenfalls hat es mich nicht überrascht, als mir ein Psychotherapeut, der mit Panikpatient*innen arbeitete, sagte, dass er selbst unter Panikattacken leide. Er litt sogar in doppelter Hinsicht darunter, denn er fürchtete, seinen Job zu verlieren, wenn sein Problem bekannt würde.

Leben ist keine Krankheit

Ängste sind ein Teil des Lebens. Daran lässt sich grundsätzlich nichts ändern. Wir müssen daher lernen, mit ihnen umzugehen, sie zu beherrschen. Tun wir dies nicht, beherrschen sie uns.

Unangenehme Dinge sind überhaupt ein Teil des Lebens. Das betrifft nicht nur Ängste. Andere Gefühle wie Trauer, Ärger, Ekel oder Neid stören das Wohlbefinden ebenfalls. Selbst erwünschte Emotionen können lästig werden, wenn sie eine gewisse Intensität überschreiten und länger andauern. Stell dir mal vor, du wärest vier Wochen lang in Ekstase. Ich wette, dass du dir dann wünschst, mal wieder von diesem Höhenflug runterzukommen.

Unangenehm können auch Menschen, Tiere, Pflanzen, Pilze, Bakterien, Viren, Gerüche, Geräusche, Anblicke, Blitz und Donner sein. Ich will gar nicht alles aufzählen, was einen stören kann.

Trotzdem ist das Leben keine Qual. Es ist keine Krankheit und keine Hölle. Auch wenn es einem manchmal so vorkommen mag, ist es doch mehr als das.

Unangenehmes und Angenehmes, Qual und Wohltat, Krankheit und Gesundheit, Himmel und Hölle: Alles tritt paarweise auf. Dabei handelt es sich nicht einmal um Gegensätze, sondern um Spektren. Am einen Ende steht das Gute, am anderen das Schlechte, und dazwischen befinden sich ganz viele Übergangsformen.

Wir sind selten völlig gesund, aber auch selten todkrank. Ebenso verhält es sich mit unseren Gefühlen. Wir schwanken zwischen vollkommener Geborgenheit und totaler Panik. Deshalb ist es so schwer, zu bestimmen, ab welchem Punkt Ängste zu einem Problem werden. Während der eine eine Menge aushält, ist ein anderer schon bei Kleinigkeiten übermäßig gestresst.

Es ist gut, sich immer wieder vor Augen zu führen, dass das Leben mal leicht und mal schwer ist. Die Probleme, mit denen wir uns auseinandersetzen müssen, schwanken in ihrer Anzahl, Schwere und Dauer. Da wir wissen, wie angenehm sich das Dasein anfühlen kann, wünschen wir uns, es möge immer so sein. Doch dürfen wir uns an das Angenehme nicht klammern. Vielmehr geht es darum, Herausforderungen anzunehmen. Mit unseren Gefühlen zurechtzukommen will gelernt sein.

Ich finde es hilfreich, das Leben als eine Kunst aufzufassen. Um es darin zur Meisterschaft zu bringen, braucht es eine Menge Übung; denn bekanntlich ist noch kein Meister vom Himmel gefallen.

Am Anfang kann man nicht erwarten, dass es leicht geht. Anfänger*innen können einmal zufällig ein Kunststück zustande bringen, schaffen das jedoch nicht regelmäßig. Dafür braucht es viel Erfahrung.

Und genau darum geht es auch bei der Überwindung von Angst: Erfahrung. Nur in der Auseinandersetzung mit Schwierigkeiten lässt sich Leichtigkeit erreichen. Angstfreiheit ist der Lohn am Ende eines längeren Lernprozesses. Wer diesen scheut, kann nicht erwarten, ein mutiger Mensch zu werden.

Wir bewundern Menschen, die Courage haben, die sich etwas trauen. Irrtümlicherweise glauben wir, sie seien so geboren. Dabei übersehen wir den Weg, den sie zurücklegen mussten, bis sie schließlich weder Tod noch Teufel fürchteten.

Diesen Weg möchte ich dir in den folgenden Kapiteln beschreiben.

WO DIE ÄNGSTE HERKOMMEN

Sind Menschen von Natur aus ängstlich?

Nur zwei Ängste sind angeboren: die vor sehr lauten Geräuschen und die vor dem Fallen. Beide haben mit dem Ohr zu tun. Moshe Feldenkrais, der eine eigene Körperpädagogik entwickelt hat, schreibt dazu in seinem Buch *Der Weg zum reifen Selbst*, dass das erste Erleben von Angst mit einer Reizung des vestibularen Zweigs des VIII. Hirnnervs zusammenhängt. Und weiter: »Der VIII. Hirnnerv teilt sich ... in zwei Äste – den cochlearen, der sich auf das Hören bezieht, und den vestibularen, der für das Gleichgewicht zuständig ist.« In seinem Buch kann man genau nachlesen, wie Angst im Körper entsteht und wie sie sich in ihm ausbreitet. Feldenkrais hält alle anderen Ängste für konditioniert, das heißt erlernt.

Da sich die Anatomie des Menschen nicht grundsätzlich verändert hat, gehe ich davon aus, dass seine Beschreibung auch heute noch zutrifft.

Mir fällt keine Angst ein, die außer den beiden genannten alle Menschen teilen. Höhenangst? Kennst du die Fotos vom Bau der New Yorker Wolkenkratzer, wo eine Reihe von Bauarbeitern hoch über den Straßen ihre Mittagspause macht? (Einfach bei Google »New York, Wolkenkratzer, Bauarbeiter« eingeben.) Sie sehen nicht verängstigt aus, sondern eher vergnügt. Also Fehlanzeige mit angeborener Höhenangst. Schlangen, öffentliche Auftritte, Prüfungen, Dunkelheit, Sterben, Tod,

Schmerzen, Krankheiten, Hunde, enge Räume, Menschenmassen: Egal, woran man denkt, immer gibt es Menschen, die es lieben oder furchtlos akzeptieren.

Selbst die Angst vor dem Fallen und vor sehr lauten Geräuschen lässt sich kompensieren. Wenn man sieht, welche Kunststücke Luftakrobat*innen in der Zirkusmanege ausführen, kann einem schon beim Zuschauen schwindlig werden. Sie lassen das Trapez los, fallen und vertrauen darauf, dass der Kollege zur richtigen Zeit an der richtigen Stelle sein wird, um sie aufzufangen. Sonst bleibt nur noch das rettende Netz. Freiwillig würden das die meisten von uns wohl nicht machen. Doch man kann lernen, eine hohe Kunst darin zu entwickeln, auf diese Weise durch die Lüfte zu fliegen und sogar ein gewisses Vergnügen daran zu finden.

An sehr laute Geräusche haben sich viele bei Rockkonzerten, in Fußballstadien und Tanzclubs gewöhnt. Sensiblere Naturen meiden diese Orte lieber, aber keinesfalls trifft dies auf alle Menschen zu.

Ängste sind kulturell, historisch und familiär bedingt. Je nachdem, wann und wo man geboren wird, lernt man, sich vor bestimmten Menschen, Tieren und Objekten zu fürchten oder auch nicht. Was man gelernt hat, kann man wieder verlernen. Was angeboren ist, lässt sich überspielen. In welchem Ausmaß Veränderungen im Gehirn möglich sind, haben Hirnforscher*innen inzwischen erkannt. Während noch vor einigen Jahrzehnten als sicher galt, dass dem Lernen Grenzen gesetzt sind, weiß man heute, dass das Gehirn erstaunlich wandlungsfähig ist. Neuroplastizität heißt das neue Zauberwort. Damit ist die Fähigkeit der Nervenzellen gemeint, sich in jedem Alter anatomisch und funktionell neu zu gestalten.

Selbst wenn du die Linie deiner ängstlichen Vorfahren bis ins 16. Jahrhundert zurückverfolgen kannst, besteht also Hoffnung.

Angst entsteht anders, als du glaubst

Was ich dir jetzt sagen werde, ist das Wichtigste im ganzen Buch.

Bevor ich damit beginne, möchte ich dir die Reaktionen von anderen mitteilen, die das gehört haben, was ich dir gleich sagen werde. Einige verstehen es sofort und sind hocherfreut. Andere lehnen es ab. Manche sind sogar sauer.

Dazwischen sind diejenigen, die das, was ich sage, für möglich halten, aber erst mal abwarten. Oder die sehr skeptisch sind und auch erst mal abwarten, was noch kommt.

Für keine dieser Reaktionen bin ich verantwortlich. Jeder macht mit den Informationen eines Buchs, was er oder sie will. Es ist nicht mein Verdienst, wenn du deine Ängste überwindest, und nicht meine Schuld, wenn du es nicht tust. Es ist deine Sache. So wie es meine Sache war, als ich aufhörte, mich zu ängstigen. Jeder macht das, was er oder sie für richtig hält. Mag sein, dass es nicht richtig ist und andere das erkennen, aber was zählt, ist allein, was die Betroffenen machen.

Angst bildet da keine Ausnahme zu allem anderen, wozu Menschen sich entscheiden. Ich habe gelernt, mit Angst umzugehen, als ich es wollte. Keine Sekunde früher und keine später. Das gleiche Recht hast du auch. Du kannst deine Ängste für immer behalten. Oder sie aufgeben. Ganz wie du willst. Du kannst versuchen, bessere, schnellere, wirksamere Methoden zu finden, als ich in diesem Buch schildere. Du kannst behaupten, das alles bereits zu wissen. Du kannst dir einreden, an deinen Ängsten zu arbeiten, indem du ein Buch nach dem anderen darüber liest, während sich in Wirklichkeit nichts ändert. Es ist dein Leben. Du entscheidest.

Und jetzt bitte etwas Trommelwirbel und Fanfaren!

Halt, noch etwas, bevor ich dir sage, wie Angst entsteht. Beantworte die Frage zunächst selbst:

Was glaubst du, wie Angst entsteht?

Wenn du jetzt einfach weiterliest (wie ich es tun würde), nimmst du dir den Überraschungseffekt. Okay, dann lass mich wenigstens sagen, wie Ängste nach Meinung von 99 (98?) Prozent der Menschen entstehen:

- Situationen machen ihnen Angst,
- Dinge machen ihnen Angst,
- Menschen machen ihnen Angst,
- Tiere machen ihnen Angst,
- die Welt macht ihnen Angst.

Wie ist das bei dir? Was macht dir Angst? Ist es eine bevorstehende Prüfung? Sind es Viren und Bakterien? Eine Krankheit? Macht dir der Tod Angst? Ein Hund, eine Katze oder eine Spinne? Enge Räume oder weite Plätze? Menschenmengen? Das Alleinsein?

Was macht dir Angst?

Und jetzt bitte noch mal Trommelwirbel und Fanfaren! Denn hier kommt etwas Unerhörtes:

Das Einzige, was dir Angst machen kann, ist ein Gedanke.

Wie bitte?

Das Einzige, was dir Angst machen kann, ist ein Gedanke.

Damit es hängen bleibt:

Das Einzige, was dir Angst machen kann, ist ein Gedanke.

Jetzt noch mal alle im Chor!

Das ABC der Angst

Bis 1955 dachten praktisch alle, dass Menschen, Dinge und Situationen sie ängstigen können. Dann kam Albert Ellis. Ich erwähnte ihn bereits kurz. Ellis war auf der Suche nach einer Therapie, die funktioniert. Die Psychoanalyse und andere Methoden erfüllten seine Erwartungen nicht. Da er Pragmatiker war, gab er sich nicht mit vielversprechenden, aber wenig haltenden Theorien zufrieden. Er wollte etwas, das tatsächlich half und es nicht bei Versprechungen beließ. Sich Psychoanalytiker nennen zu dürfen genügte ihm nicht.

Deshalb forschte er nach neuen Ansätzen. Er untersuchte die Weltreligionen und die Philosophien der Antike nach brauchbaren Ideen. Dabei stieß er schließlich auf die Stoiker und insbesondere auf Epiktet, der Ängste nicht auf die Umweltbedingungen, sondern auf die Sichtweise der Menschen zurückführte. Wie jemand dachte, so fühlte und handelte er. Epiktet bot jedem eine Lebensphilosophie an, die Gelassenheit und Glück ermöglichte. Sein Gedankengebäude war weder abstrakt noch lebensfremd, wie es der Philosophie so häufig nachgesagt wird, sondern konkret und wirklichkeitsnah. Kein Wunder also, dass er zahlreiche Anhänger fand.

Albert Ellis probierte die Philosophie der Stoiker an seinen Patient*innen aus. Und siehe da: Endlich machten sie Fortschritte. Ellis machte ihnen bewusst, dass ihr Denken irrational war, stellte es gemeinsam mit ihnen infrage und ersetzte die unsinnigen und schädlichen Gedanken durch vernünftige und hilfreiche.

Wenig später verlor ein anderer Psychologe namens Aaron T. Beck den Glauben an die bis dahin bekannten Psychotherapien. Über die populäre Literatur zum Positiven Denken und Ellis Schriften gelangte er ebenfalls zu der Einsicht, dass die Gedanken und nicht die äußeren Umstände darüber bestimmten, wie jemand fühlt und handelt.

Weder Beck noch Ellis waren sich zu Beginn der Tragweite ihrer Entdeckung bewusst. Beck arbeitete vor allem mit depressiven Patient*innen. Er sah, dass sie tiefschwarz über sich, über andere, über die Welt und über ihre Zukunft dachten. Sobald sie ein positiveres Selbst-, Menschen- und Weltbild entwickelten und zuversichtlich über ihre Zukunft zu denken begannen, hellte sich ihre Stimmung auf.

Erst später merkte Beck, dass Gedanken nicht nur für Depressionen, sondern auch für übertriebene Ängste und andere emotionale Störungen verantwortlich waren.

Die Grundannahme der Kognitiven Verhaltenstherapie lässt sich so beschreiben:

- Das Einzige, was dich depressiv machen kann, ist ein Gedanke;
- das Einzige, was dir Angst machen kann, ist ein Gedanke;
- das Einzige, was dich aggressiv und wütend machen kann, ist ein Gedanke,
- das Einzige, was dich verrückt machen kann, ist ein Gedanke;
- das Einzige, was dich traurig machen kann, ist ein Gedanke;
- das Einzige, was dich glücklich machen kann, ist ein Gedanke;
- das Einzige, was dich beruhigen kann, ist ein Gedanke;
- Gedanken sind die Ursache aller Gefühle.

Ja, körperliche Ursachen spielen auch eine gewisse Rolle. Auch gibt es Wechselwirkungen zwischen Umwelt, Gedanken, Gefühlen und Handlungen. Doch grundsätzlich bestimmt das Denken unser Leben. Nichts anderes hat einen vergleichbar großen Einfluss.

Seitdem Ellis, Beck und andere den Zusammenhang zwischen Gedanken und Gefühlen entdeckten, sind es nur noch 99 (98?) Prozent, die glauben, dass die Umwelt für ihre Gefühle und Handlungen verantwortlich ist.

Bei dem bisherigen Tempo wird es also nur noch rund 7000 Jahre dauern, bis die neue Botschaft bei allen angekommen ist.

Rationale Ängste

Wenn Ängste nicht auf äußere Dinge zurückzuführen sind, sondern auf Gedanken, heißt das dann, dass draußen in der Welt nichts gefährlich ist und man vor nichts mehr Angst haben darf? Nein, das wäre ein Missverständnis. Am besten unterscheidet man zwischen angemessenen und unangemessenen Ängsten.

Angemessen sind Ängste dann, wenn eine unmittelbare, konkrete Gefahr besteht. Solche Gefahren treten jedoch selten auf.

Die meisten Ängste beruhen auf eingebildeten Bedrohungen. Diese kann man sich schenken. Es sind unangemessene Ängste. Sie stehen in keinem Verhältnis zu den Tatsachen.

Die Realität ist der beste Maßstab für die Angemessenheit von Ängsten. Wenn beispielsweise ein Kind auf eine Klassenfahrt geht, brauchen sich die Eltern keine Sorgen zu machen. Es ist nahezu ausgeschlossen, dass etwas Schlimmes passieren wird.

Anders, wenn ein Feuer ausbricht und man auf dem Dach eines Hauses eingeschlossen ist. In diesem Fall hängt alles davon ab, dass die Feuerwehr rechtzeitig rettend zur Stelle ist. Ängste sind hier durchaus angemessen.

Richtig ist allerdings, dass man vor nichts mehr Angst haben *muss*. Es gibt Menschen, die sich für diesen Weg entscheiden. Sie lernen, über *alle* Situationen des Lebens so zu denken, dass sie immer gelassen bleiben. Das wird allerdings die Ausnahme bleiben, weil dafür viel Training erforderlich ist.

Die meisten Menschen wären schon froh, wenn sie ihre irrationalen Ängste ablegen könnten. Die rationalen, angemessenen Ängste stellen kein Problem dar.

Nutze deine Angst

Rationale, angemessene Ängste sind sogar von Vorteil. Nutze sie! Setz dich nicht über sie hinweg; denn sie sind eine Hilfe auf deinem Weg. Doch dafür musst du sie klar abgrenzen gegenüber allen irrationalen, unangemessenen Ängsten.

Rationale, angemessene Ängste

- fördern deine Ziele,
- beruhen auf ernst zu nehmenden Tatsachen,
- schützen dein Leben und deine Gesundheit,
- stärken deine wichtigsten Beziehungen,
- helfen dir, den richtigen Weg zu finden.

Letzteres ist manchmal wörtlich zu nehmen. Wenn du beispielsweise spät in der Nacht oder am frühen Sonntagmorgen zu Fuß oder mit dem Fahrrad unterwegs bist und die Wahl zwischen verschiedenen Wegen hast, kann ein längerer, dafür aber sicherer Weg der beste sein, anstatt solche einzuschlagen, die an einem einsamen Kanal, einem menschenleeren Waldstück oder durch ein leeres Industriegebiet führen. Die Angst vor unnötig risikoreichen Straßen rettet möglicherweise deine Gesundheit, wenn nicht dein Leben.

Genauso ist die begründete, rationale Angst vor Lkws geeignet, Radfahrer*innen zu schützen. Leider nehmen manche sie nicht wahr oder ignorieren sie. Dabei ist bekannt, dass Lkw-Fahrer beim Abbiegen Fahrradfahrer*innen im toten Winkel nicht sehen. So bekommt der tote Winkel leider oft eine Doppelbedeutung. Es ist nicht übertrieben, sich in solchen Situationen nach der warnenden Stimme zu richten, abzuwarten, auszuweichen oder gar umzukehren.

Es macht keinen Sinn, für einen Umweg von ein paar Minuten oder für ein kurzes Abwarten unverhältnismäßig hohe Risiken in Kauf zu nehmen.

Für Situationen wie diese sind Ängste gemacht. Studien zeigen, dass Opfer von Straftaten häufig ihre warnende innere Stimme übergangen haben.

Hinter deiner rationalen, angemessenen Angst steht der Lebenswille. Das ist sehr positiv und eine starke Kraft, die du nutzen kannst.

Es ist tragisch, dass Ängste so häufig missdeutet werden. Einerseits wird irrationale Angst zu oft beachtet, andererseits rationale Angst in den Wind geschlagen. Dies ist ein Zeichen für ein komplett falsch eingestelltes Warnsystem in unserem Inneren.

Stell dir vor, du hättest eine Alarmanlage an deinem Haus. Sie springt ständig an, obwohl weit und breit keine Einbrecher sind. Aber wenn ein Fremder um dein Haus herumschleicht und sich an einem Fenster zu schaffen macht, schweigt sie. Bestimmt würdest du einen Techniker holen, um die Alarmanlage neu zu justieren.

Was deine Ängste angeht, kannst du selbst diese*r ›Techniker*in‹ sein, indem du dich fragst, ob deine Befürchtungen dir nützen oder schaden.

Irrationale Ängste

Die meisten Ängste sind irrational. Sie stehen in keinem Verhältnis zu ihrem Anlass. Oft existiert nicht einmal ein äußerer Grund, sich zu ängstigen. Es genügt wie gesagt ein einziger ängstlicher Gedanke.

Der Fantasie sind keine Grenzen gesetzt. Lässt du ihr freien Lauf, hast du Albträume am helllichten Tag. Zwar erledigst du die Routinearbeiten, aber in Gedanken lebst du in deiner privaten, inneren Hölle. Am leichtesten passiert das, wenn du dir in grellen Farben ausmalst, was alles Schreckliches passieren könnte.

Du denkst nicht etwa darüber nach, was realistisch ist oder im besten Falle möglich wäre. Denn damit würdest du deinen Ängsten jede Grundlage entziehen und dich mit deinen Wünschen, Hoffnungen und Bedürfnissen beschäftigen. Weit und breit keine Ängste, nur Freude, Begeisterung und Glückseligkeit. Stattdessen denkst du leider intensiv darüber nach, was alles schiefgehen könnte, wo die kleinen und großen Gefahren lauern, welche Risiken sich wo auftun. Solange du das auf kleiner Flamme hältst, bist du nur besorgt, das allerdings ständig. Doch je nachdem, wie du deine Fantasie befeuerst, werden aus kleinen Sorgen große, aus Bedenken schlimmste Befürchtungen, gefolgt von veritablen Ängsten bis hin zu Panikanfällen.

Das funktioniert allerdings nur, solange du glaubst, deinen Fantasien ausgeliefert zu sein, und dich nicht nach Möglichkeiten erkundigst, sie zu stoppen oder zu neutralisieren. Deshalb wäre jetzt noch die letzte Gelegenheit, die Lektüre zu beenden. Sonst könnte es passieren, dass du deine Sorgen, Ängste und Panikattacken verlierst. Und dann?

Irrationalen Ängsten kann man auch mit Humor begegnen, so wie Mark Twain: »In meinem Leben habe ich unvorstellbar viele Katastrophen erlitten. Die meisten davon sind nicht eingetreten.« Das könnten die meisten von uns unterschreiben. Während tatsächlich keine ernste Gefahr für Leben, Gesundheit, Familie, Beruf, Freundschaften und Finanzen besteht, malen wir uns in unseren Gedanken lebhaft aus, wie wir sterben, krank werden, dahinsiechen, verarmen, von unseren Liebsten verlassen werden, wie die Freunde uns im Stich lassen, das Geschäft den Bach runtergeht und die Karriere endet.

Hinter derartigen Überlegungen stecken mehrere Gedankenfehler. Vielleicht erkennst du einige bei dir wieder:

- Übertreiben (aus einer Mücke einen Elefanten machen),
- von Gefühlen auf Tatsachen schließen (wo Angst ist, muss auch eine Gefahr sein),
- voreilige Schlüsse ziehen (die geringfügige Schnittverletzung wird sich entzünden),
- Verallgemeinern (weil es der Wirtschaft schlecht geht, wird das eigene Geschäft auch bald betroffen sein).

Dagegen gibt es ein einfaches Mittel: Mach dir klar, dass es nur Gedanken sind.

»Aber es könnte doch …«

»Nein, es sind nur Gedanken.«

»Aber …«

»Nein, es sind nur irrationale Gedanken.«

Hirngespinste sind menschlich

Die Fähigkeit, sich etwas im Geist ausmalen zu können, hat uns Menschen groß gemacht. Wir sind vielen anderen Lebewesen unterlegen, was Kraft, Ausdauer, Beweglichkeit und Schnelligkeit angeht. Aber kein Tier ist dermaßen kreativ wie wir.

Die Erfindung von Dampfmaschinen, Lokomotiven, Autos, Flugzeugen, Raketen und Computern ist einmalig. Mithilfe solch genialer Werkzeuge befahren wir die Ozeane, fliegen durch die Lüfte und rasen über das Land. Sogar im Weltall können wir uns eine begrenzte Zeit aufhalten.

Wahrscheinlich das Beste ist jedoch, dass wir uns ein gutes Leben vorstellen und es Schritt für Schritt trotz aller Widerstände und Probleme verwirklichen können.

Allerdings hat das Ganze eine Kehrseite. Dank unserer Einbildungskraft sind wir oft ziemlich verrückt. Schon als Kinder denken wir, im Schrank oder unter dem Bett könnten Monster hausen. Wir entwickeln Ängste, die vollkommen überflüssig sind. Ihren Ursprung haben sie allein in unserer Fantasie. Immer wieder glauben Menschen, der Weltuntergang stünde bevor.

Majestix, der Häuptling dieses kleinen gallischen Dorfes, in dem auch Asterix und Obelix zu Hause sind, befürchtet, ihm werde eines Tages der Himmel auf den Kopf fallen. Nicht die Römer, nicht Troubadix, noch sonst wer machen ihm Angst. Nur die Vorstellung, dass der Himmel einstürzen wird, macht ihm zu schaffen. Dabei stößt er sich höchstens den Kopf, wenn seine beiden Diener, die ihn auf einem Schild tragen, zu schnell aus dem Haus laufen, sodass er den Kopf nicht mehr rechtzeitig vor dem Türrahmen einziehen kann. Oder er schaut zu tief ins Weinglas. Aber sonst passiert eigentlich nicht viel.

Hirngespinste dieser Art sind im Comic ziemlich lustig. Bei unseren Mitmenschen erkennen wir sofort, wenn sie eine Schraube locker haben. So weiß Majestix: »Die spinnen, die Römer!« Nur seine eigenen Spinnereien erkennt er nicht als solche.

Ängste, die andere haben, lassen uns oft nur lachen. Doch was uns selbst bedrohlich vorkommt, halten wir unbesehen für wahr.

Ein sich selbst überlassener Geist kann einem viele Probleme bereiten. Deshalb müssen wir ihn schulen, damit er uns dient und nicht schadet.

Aber wie macht man das? In der Schule lernen wir alles Mögliche, nur das nicht. Unsere Lehrer*innen und Eltern leiden meist genauso wie wir unter Hirngespinsten, wobei wir uns nur darin unter unterscheiden, welche jeder Einzelne bevorzugt. Die einen haben eine übertriebene Angst vor Bakterien und Viren, andere vor Insekten und wieder andere vor dem Einstürzen des Himmels.

Ich werde dir im Folgenden verschiedene Möglichkeiten vorstellen, deine Ängste an der Stelle zu verringern oder zu beseitigen, wo sie entstehen. Das ist in deinem Kopf. Wenn du freier, gelassener und entspannter leben willst, kannst du es dir nicht mehr leisten, deine Gedanken und deine Fantasie sich selbst zu überlassen.

Alles beginnt damit, dass du dir bewusst machst, was dir durch den Kopf geht, besonders dann, wenn du Angst oder andere Gefühle bemerkst. Mit der Zeit wirst du den Zusammenhang zwischen deinem Denken und Fühlen aus eigener Erfahrung begreifen.

Du wirst feststellen, dass du dir hoffnungsvolle, optimistische, positive Gedanken machst, wenn du glücklich bist. Und dass du schwarze, pessimistische und negative Gedanken hegst, wenn du ängstlich oder deprimiert bist. Das eine ohne das andere ist unmöglich. Du kannst nicht glücklich sein, wenn du irrational denkst, und nicht ängstlich, wenn du rationale Gedanken anstellst.

Anfangs wirst du deine ängstlichen Gedanken nicht immer auf Anhieb entdecken. Das liegt daran, dass du sie automatisch denkst. Alles, was wir automatisch tun wie Auto fahren oder Zähne putzen , ist uns nicht mehr bewusst. Wir erledigen es nebenbei, sodass wir manchmal gar nicht mehr wissen: Habe ich das jetzt schon gemacht oder nicht?

Ebenso ist es mit deinen ängstlichen Gedanken. Du denkst sie, ohne wahrzunehmen, dass du sie denkst. Mehr noch: Du hältst sie alle für wahr. Bakterien sind gefährlich, Spinnen tödlich, durch einen Tunnel zu fahren ist risikoreich, Flugzeuge stürzen ab, Hunde beißen. Wirklich? Ist das wahr? Absolut wahr? Oder ist das Gegenteil vielleicht auch wahr? Oder sogar zutreffender? Darüber solltest du dir in solchen Fällen Gedanken machen und nicht mehr alles glauben, was dir durch den Kopf geht.

Du könntest jeden deiner beängstigenden Gedanken mithilfe folgender Überlegungen prüfen:

1. Stimmt das?
2. Wo sind die Beweise?
3. Existieren Gegenbeweise?
4. Wie fühle ich mich, wenn ich das glaube?

So könnte Majestix seine Vorstellung, der Himmel würde ihm auf den Kopf fallen, infrage stellen:

1. Stimmt das? Ist das wahr? Nein, bisher ist es nicht passiert. Dass es irgendwann geschehen könnte, ist nur eine Vermutung.
2. Beweise? Keine, der Himmel ist da, wo er sein soll: am Firmament.

3. Gegenbeweise? Nein, genauso wenig wie Beweise. Niemand kann mit absoluter Sicherheit sagen, was die Zukunft bringen wird. Majestix sollte lieber lernen, seinen Kopf einzuziehen, wenn er durch die Tür geht.

4. Welche Gefühle löst das Hirngespinst aus? Majestix ist bei dem Gedanken, dass der Himmel einstürzen wird, unwohl, um nicht zu sagen: ängstlich. Das liegt nicht am Himmel, sondern daran, dass er an einem irrationalen, unbeweisbaren Gedanken festhält. Er glaubt irrtümlicherweise, die Zukunft zu kennen.

Was könnten wir Majestix empfehlen? Dass er mal das Gegenteil für möglich halten sollte. (Der Himmel wird ihm nicht auf den Kopf krachen, wohl aber der Türbalken, wenn er weiter nicht aufpasst.) Dass er seine Hirngespinste nicht glauben muss. (Es steht ihm allerdings frei, dies weiterhin zu tun, er darf sich so viel Angst machen, wie er möchte.)

Majestix könnte seine Innenwelt mit der Außenwelt vergleichen. In seiner Vorstellung stürzt der Himmel ein. In Wirklichkeit, also wenn er vor die Tür tritt, sieht er, dass der Himmel an seinem Platz ist. In welcher Welt will Majestix leben? In seiner beängstigenden Fantasiewelt oder in der mit eigenen Augen wahrnehmbaren Realität?

Angst vor allem: das Höchste der Gefühle

Wenn du es also im ›Phobismus‹, der Kunst der eingebildeten Bedrohungen, zur Meisterschaft bringen willst, musst du lernen, vor allem und jedem Angst zu haben.

Hier ein kleiner Test, wo du im Moment stehst. Woran denkst du als Erstes, wenn du hörst:

1. Türklinke
2. Wasser
3. Sonne
4. Klima
5. Hunde
6. Rasierklinge
7. Welt

Ein ängstlicher Mensch neigt zu Assoziationen wie diesen:

1. Türklinge – Mikroben
2. Wasser – vergiftet
3. Sonne – Hautkrebs
4. Klima – Katastrophe
5. Hunde – bissig
6. Rasierklinge – Selbstmord
7. Welt – Untergang (Majestix lässt grüßen!)

Diese Assoziationen stellen nur eine beliebige Auswahl möglicher beängstigender Vorstellungen dar. Der Fantasie sind selbstverständlich keine Grenzen gesetzt. Ein ängstlicher Mensch käme gar nicht auf die Idee, dass es sich hierbei um seine subjektiven Gedankenverbindungen handelt.

Beispiel: »Sonne« und »Hautkrebs«. Sonne ist grundsätzlich nichts Schlechtes. Ohne sie wäre ein Leben auf der Erde, wie wir es kennen, unmöglich. Wir brauchen ihr Licht und ihre Wärme. Nur ein Zuviel an Sonne wird zum Problem. Beispiel: »Klima« und »Katastrophe«. Der Begriff »Klima« ist viel weiter als »(Welt-)Klima« oder »(globales) Klima«. Er umfasst auch Dinge wie das »(Raum-)Klima«, das »(Betriebs-)Klima« oder das »(gesellschaftliche) Klima«. Das geht dem ängstlichen Mensch gar nicht auf. Deshalb liegen ihm Assoziationen wie die folgenden fern:

1. Türklinke – öffnen
2. Wasser – erfrischend
3. Sonne – Wärme
4. Klima – angenehm
5. Hunde – verspielt
6. Rasierklinge – saubere Rasur
7. Welt – schön

Der ängstliche Mensch, gefangen in seiner angsterfüllten Vorstellungs-welt, würde sich über eine Gedankenverbindung von »Klima« mit »an-genehm« vielleicht sogar empören, weil er »Klima« automatisch mit »(Welt-)Klima« gleichsetzt, statt für möglich zu halten, dass jemand das »(Raum-)Klima« oder »(Betriebs-)Klima« meint, welche durchaus angenehm sein können.

Weißt du noch, was Epiktet sagte? Es sind nicht die Dinge, die die Menschen beunruhigen, sondern ihre Gedanken. Er hätte auch sagen können: Es sind nicht die Dinge, die die Menschen erfreuen, sondern ihre Gedanken.

Die Gedanken können aus allem etwas Beunruhigendes machen oder etwas Schönes.

Ob jemand wenig, etwas oder viel Angst hat, hängt nur davon ab, wie er oder sie über die Dinge denkt.

Wie denkst du darüber?

Warum du keinen Mut brauchst

Mein Wörterbuch definiert »Mut« als »Bereitschaft, sich in Gefahr zu begeben, Kühnheit, Unerschrockenheit, Zuversicht« und sieht ihn als Gegensatz zur Angst. »Kühnheit« soll so viel wie »Beherztheit, Furcht-losigkeit, Verwegenheit, Waghalsigkeit, Mannhaftigkeit« bedeuten. Sie geht in »Tollkühnheit« über. Damit ist »Draufgängertum, Abenteuer-lichkeit, halsbrecherisches Verhalten, Heldenhaftigkeit, Leichtsinn, Risikofreude« gemeint.

Das ist eine Menge Stoff. Wenn wir das jetzt sortieren, wird deut-lich, was du brauchst, um mit deiner Angst fertigzuwerden, und was nicht.

Die Bereitschaft, sich in Gefahr zu begeben? Nicht wirklich.

Die meisten Ängste sind irrational, also nur eingebildet. Um sie zu überwinden, braucht es lediglich die Bereitschaft, nicht mehr an den Unsinn zu glauben, den man sich einredet. Die vermeintliche Gefahr löst sich in Luft auf, sobald man auf sie zugeht.

Unerschrocken? Mutige Menschen, die sich in wirkliche Gefahr be-geben, sind zum Beispiel Feuerwehrleute bei einem Rettungseinsatz. Es mag sein, dass sie im ersten Moment schon erschrocken sind, was da auf sie zukommt, aber sie lassen sich von ihrer Angst nicht aufhalten, wenn das Risiko kalkulierbar ist.

Zuversicht? Kann nie schaden.

Kühnheit oder gar Tollkühnheit? Das brauchst du nicht. Du magst dir draufgängerisch vorkommen, wenn du dich einer kleinen, harm-losen Spinne näherst, um sie zu fangen und an die frische Luft zu set-zen, aber dein Leben ist zu keinem Zeitpunkt in Gefahr. Das Glei-che gilt, wenn du anfängst, dich in Gesprächsrunden entgegen deinen ängstlichen Gewohnheiten zu Wort zu melden. Das ist weder selbst-mörderisch noch verwegen, es sei denn, du bewegst dich unter Gewalt-verbrechern und legst dich mit dem Gangsterboss an.

Beherztheit? Das ist wohl eher ein Ausdruck, der aus der Zeit stammt, als man noch nicht wusste, wo der Mut herkommt. Kleiner Tipp: nicht aus dem Herzen! (Auch wenn das Wort eine schöne, nost-algische Färbung hat.)

Mannhaftigkeit? Na ja, 19. Jahrhundert oder früher. Diese Vor-stellung kommt aus einer Zeit, als Frauen noch Frauen und Männer noch Männer waren, soll heißen: als die traditionellen Geschlechterrollen noch den Alltag und die Sprache beherrschten. Ich vermute, dass viele Menschen schon damals wussten, dass Frauen genauso mutig sein können wie Männer oder mutiger. So wie manche Frauen schneller laufen und schwerere Gewichte heben können als die meisten Männer. Das ist nicht meine Meinung, sondern Fakt.

Es ist ein Mythos, dass man Mut braucht, um angstfrei zu leben. Angstfreiheit ist unser Normalzustand. Wenn es anders ist, ist irgendetwas schiefgegangen, so als ob die Alarmanlage ständig losheult. So gefährlich war das Leben nicht einmal zu Zeiten der Säbelzahntiger. Denn Säbelzahntiger waren nur halb so gefährlich, wie man aufgrund der Häufigkeit, mit der sie in Büchern vorkommen, meinen könnte. Richtig Karriere gemacht haben sie wohl erst, nachdem sie ausgestorben waren. Tiger, egal welcher Art, haben die Menschheit nie ernsthaft bedroht, weder in der Vergangenheit noch in der Gegenwart. Vielmehr sind Menschen eine Gefahr für den Fortbestand der Tiger, aber das ist eine andere Geschichte.

Die Welt ist nicht so gefährlich, wie ängstliche Menschen glauben. Deshalb kann man sich entspannen. Mut braucht es dazu nicht.

Angstfreiheit ist übrigens auch ein Mythos. Gelegentlich benutze ich dieses Wort zwar auch. Ich habe an anderer Stelle aber bereits darauf hingewiesen, dass völlige Angstfreiheit weder erstrebenswert noch möglich ist. Wer niemals Angst hat, hat eine dauerhafte Fehlschaltung im Gehirn.

Ein realistisches Ziel ist es, eingebildete Ängste nicht mehr zu beachten – dann verschwinden sie langsam – und akuten Gefahren situativ angemessen zu begegnen.

Dabei fallen mir zwei Situationen ein, die als Beispiele dienen können. Ich erzähle sie nicht, um mich zu rühmen, sondern nur, um deutlich zu machen, was ich mir unter einem angemessenen Umgang mit echten Gefahren vorstelle.

Ich war bei einer Freundin zu Besuch. Bei der Zubereitung des Essens röstete sie Toastscheiben. Offenbar klemmte der Toaster. Jedenfalls schlugen bald Flammen aus dem Gerät. Bevor mehr passieren konnte,

zog ich erst einmal den Stecker aus der Dose. Da die Flammen überschaubar waren – bisher brannten nur die Brotscheiben –, riet ich meiner Freundin, den Toaster in die Spüle zu setzen und den Wasserhahn
aufzudrehen. Damit war das Gerät zwar endgültig hinüber, aber wir
konnten anschließend in Ruhe essen. Ohne Toasts.

Brandschutzprofis raten bei Weihnachtsbäumen von echten Kerzen
ab. Warum, wurde mir bei einer Einladung zu Heiligabend deutlich.
Der Baum war wunderschön geschmückt und er brannte auch prima.
Das heißt, bevor es zur Bescherung kam, fing ein kleiner Zweig Feuer.
Alle rannten ins Bad, um die vorsichtshalber bereitstehenden Wasser-
eimer zu holen. Ich sah mir derweilen die Sache aus der Nähe an und
fand, dass man das Feuer noch auspusten könnte. Gedacht, getan.
Okay, die meisten trauen mir nicht zu, dass ich so viel Puste habe.
Aber damit habe ich sogar einmal einen Orthopäden verblüfft, einen
ehemaligen Spitzensportler, der interessehalber mein Lungenvolumen
ermitteln wollte.

Wahrscheinlich hätten Experten in beiden Fällen dringend davon
abgeraten, so zu handeln wie ich. Aber ich vermute, dass beide Wohnungen dann abgebrannt wären.

War mein Verhalten mutig oder tollkühn? Nichts davon, ich war sehr
entspannt (es waren ja nicht meine Wohnungen) und machte das aus
meiner Sicht Einfachste und Zweckmäßigste.

Entspannung ist das Gegenteil von Angst

Sprachlich hat das Wort »Angst« dieselbe Wurzel wie »Enge«. Enge,
Beklemmung: Das trifft auch physiologisch durchaus zu. Bei diesem
speziellen Gefühl wird die Luft angehalten, zumindest wird der Atem
flacher. Die so entstehende Atemnot deutet das Gehirn als Bedrohung

und reagiert entsprechend mit weiteren körperlichen Reflexen, die einer Gefahr angemessen sind. Kreislauf und Verdauung, aber auch das gesamte Muskel- und Nervensystem sind betroffen.

All das zusammen fühlt sich unangenehm an. Das Gefühl der Angst ist also nur ein Teil einer umfassenderen Antwort auf eine wahrgenommene Gefahr. Es genügt, wie bereits gesagt, dass man sich eine Bedrohung nur einbildet. Das Gehirn unterscheidet insofern nicht.

Da Angst ein vielschichtiges Geschehen ist, das beim Denken seinen Anfang nimmt und dazu passende Körperreaktionen auslöst, die dann wiederum gefühlt werden, kann dieser Prozess an verschiedenen Punkten gestoppt oder gesteigert werden.

Wird das Angstgefühl negativ interpretiert im Sinne von »Hilfe, ich habe Angst«, intensiviert das Gehirn die Antwort des Körpers. Es wird immer beklemmender.

Umgekehrt, und das ist das Gute, ist es möglich, Angst als Signal so zu verstehen, dass es dringend notwendig ist, sich bewusst zu entspannen. Die angespannten Muskeln zu bewegen und zu lockern reduziert die entstandene Enge erheblich. Ausatmen ist wichtig. Das ist allerdings leichter gesagt als getan, wenn einem die dafür notwendigen Mittel fehlen. Das Entspannen und Ausatmen will neu gelernt sein, wenn man jahre- oder jahrzehntelang chronisch angespannt war und die flache Atmung zur zweiten Natur geworden ist.

Ich komme auf beide Themen später noch ausführlicher zurück.

FUCK PANIK

Kontrolliere deine Angst, bevor sie dich kontrolliert

Sich mit irrationalen Ängsten zu quälen ist eine schlechte Angewohnheit. Wie bitte? Sich quälen? Das machen doch die Ängste, nicht der Betroffene selbst! Wenn du dieses Buch tatsächlich bis hierher aufmerksam gelesen hast, wirst du nicht mehr behaupten wollen, dass die Ängste ein Eigenleben führen. Nein, sie überfallen nicht bestimmte Menschen quasi aus dem Nichts. So mag es einem vorkommen. Doch in Wirklichkeit macht man sich die Ängste selbst durch irrationale, den Tatsachen widersprechende Gedanken. Es ist möglich, dass einige Ängste schon in der Kindheit entstanden sind. Aber wenn sie in der Gegenwart noch andauern, heißt das, dass sie nie infrage gestellt wurden.

Das meine ich mit Gewohnheiten: Man lässt etwas einfach so laufen, wie es ist. Man räumt nie seine Sachen weg, isst zu viel, bewegt sich zu wenig, macht sich unnötige Ängste und Sorgen und behauptet am Ende, nichts gegen all das tun zu können.

Wie entstehen Gewohnheiten? Indem man etwas so lange bewusst tut, bis es einem in Fleisch und Blut übergeht und automatisch weiterläuft. Der Mensch ist ein Gewohnheitstier. Die Ausbildung von Automatismen erleichtert das Leben ungemein. Am Anfang muss man alles lernen, selbst das Laufen, Sprechen und Essen, ohne hinzufallen, zu lallen oder sich zu bekleckern. Nach der Trainingsphase beherrscht man es. Man muss sich nicht mehr aufs Laufen konzentrieren, sondern kann währenddessen telefonieren oder die Umgebung beobachten.

Während des Essens kann man sich unterhalten oder fernsehen, wenn man will. Dann weiß man anschließend vielleicht nicht, was und wie viel man gegessen hat, aber es ist ohne Weiteres möglich.

Tatsächlich gehen einem Gewohnheiten in Fleisch und Blut über. Was früher nur eine Redewendung war, ist heute durch die Hirnforschung bestätigt. Vergleicht man das neuronale Netz mit einer Straßenkarte, dann entsprechen die Gewohnheiten den Autobahnen. Sie sind viel befahren. Dort sind höhere Geschwindigkeiten üblich. Man kommt schneller zum Ziel.

Anders sieht es bei Nebenstrecken aus. Es ist mühsam, sich neue Wege suchen zu müssen. Alles ist fremd. Man muss die Geschwindigkeit drosseln und bewusst auf Sicht fahren. Selbst GPS, das moderne Leitsystem, nimmt einem nur einen Teil der Arbeit ab. Man merkt trotzdem, dass man sich auf unvertrautem Terrain befindet.

Dieses Buch ist dein GPS. Du kannst dich mit seiner Hilfe in ungewohnte, angstfreie Bereiche begeben. Aber es ist etwas mühsam, geht nicht so schnell, und du musst die ganze Zeit aufmerksam bleiben.

Gewohnheiten lassen sich überwinden. Menschen hören auf, zu rauchen oder zu viel zu essen. Sie fangen an, sich mehr zu bewegen und ihre Sachen aufzuräumen. Manche tun das. Andere folgen einfach weiter ihren Gewohnheiten. Das ist leichter. Mit dem Ergebnis, dass die Automatismen sie beherrschen statt umgekehrt. Dann fühlen sie sich als Opfer, was sie nicht sind. Sie können an jedem beliebigen Punkt ihre Gewohnheiten stoppen und neue entwickeln.

Genauso ist es mit überflüssigen, irrationalen Ängsten. Du kannst sie jederzeit stoppen und durch Entspannung und Gelassenheit ersetzen. Dafür brauchst du nur Aufmerksamkeit und einen Plan.

Wenn du deine Aufmerksamkeit nicht steuerst, bist du am Arsch

Bevor du etwas ändern kannst, musst du wissen, wo du stehst und wo du hinwillst. Mit diesen Informationen kannst du beginnen, dir einen Weg zu suchen, der die beiden Punkte verbindet. Ohne ein klares Ziel bist du orientierungslos. Wie heißt es? Wer den Hafen nicht kennt, zu dem er segeln will, dem weht kein günstiger Wind.

Was also ist dein Ziel? Keine Angst mehr zu haben? Das ist unrealistisch. Erstens brauchst du die Warnfunktion der Angst in Situationen, die wirklich gefährlich werden könnten. Und zweitens musst du leider damit rechnen, dass du deine unnötigen Ängste nur nach und nach ablegen kannst. *Old habits die hard*, alte Gewohnheiten sind schwer abzulegen.

Wie wäre es, wenn du dir bestimmte Situationen aussuchst, die du zurzeit meidest, und sie eine nach der anderen immer entspannter meisterst?

In einer solchen Situation kommt es darauf an, dass du deine Aufmerksamkeit bewusst steuerst. Sonst passiert das, was immer passiert: Du ängstigst dich.

Worauf richtest du deine Aufmerksamkeit? Das kannst du in Gedanken ausprobieren. Achtest du auf deine Angstsymptome und deine beängstigenden Gedanken? Oder auf symptomfreie Körperregionen und auf ermutigende Gedanken?

Die Angst erfasst deinen Körper unterschiedlich stark. Dein Atem, Bauch, Brust und Rücken werden vermutlich am meisten betroffen sein, also die Körpermitte, weniger die Peripherie, das heißt Kopf, Arme und Beine. Du könntest also deine Aufmerksamkeit auf deine Füße am Boden lenken. Die Füße fühlen sich wahrscheinlich trotz deiner Ängste relativ gut an. Den Boden zu spüren vermittelt Sicherheit und tut gut.

Wenn du mitten in der Situation bist, in der du dir Angst machst, ist es nicht leicht, auf neue, entspannte Gedanken zu kommen. Nicht unmöglich, aber schwieriger. Deshalb ist es besser, wenn du dir vorher überlegst, mit welchen Gedanken du dich beruhigen willst, wenn du in diese Situation kommst.

Was würdest du einem*einer Freund*in empfehlen? Was sollte sie in so einer Situation am besten denken? Achte darauf, dass es etwas ist, was der Wahrheit entspricht. Lügen sind nicht geeignet, zu beruhigen.

Worauf kannst du deine Aufmerksamkeit noch richten? Du hast mehrere Wahlmöglichkeiten: auf die angespannte Körpermitte oder auf entspannte, angenehme Körperregionen, auf beängstigende Gedanken oder beruhigende, gelassene Überlegungen, auf die Innen- oder auf die Außenwelt.

Körper, Gedanken und Sinne, das sind die hauptsächlichen Konzentrationspunkte.

Was die Sinne angeht, so bringen dich diese in die unmittelbare Gegenwart. Was siehst du? Was hörst du? Indem du deine Aufmerksamkeit auf deine Umgebung richtest, verlässt du deine Innenwelt mit ihren beängstigenden Fantasien. Du wirst bei eingebildeten Gefahren feststellen, dass du in der Gegenwart sicher bist.

Lebst du jedoch in deinen Fantasien, können dir diese bedrohlich erscheinende Szenarien vorgaukeln.

Beispiel: Du sitzt in der U-Bahn. Was siehst du? Den U-Bahn-Wagen mit den Fenstern, dem Boden, der Decke, den Sitzen, den diversen Haltestangen. Außerdem nimmst du deine Mitreisenden wahr. Was hörst du? Das Rattern der Bahn, Stimmen von Mitfahrer*innen, Ansagen der Verkehrsgesellschaft. Normalerweise ist nichts davon beängstigend.

Anders in deiner Fantasie. Was siehst du da? Die U-Bahn steckt fest. Du bist eingeschlossen. Das Licht erlischt. Feuer bricht aus. Überall ist Qualm. Was hörst du? Die Schreie der Reisenden, Weinen und Hilferufe. Das ist in der Tat erschreckend: Aber es passiert nur in deinem Kopf!

Entweder du machst dir andere Gedanken (du siehst dich sicher an deinem Zielort ankommen, du stellst dir eine angenehme Fahrt vor, du fühlst dich geborgen) oder du wechselst in die Realität (die U-Bahn ist etwas überfüllt, sie schaukelt ein bisschen hin und her, Menschen reden angeregt miteinander, manche lesen).

Du hast die Wahl, worauf du deine Aufmerksamkeit richten willst.

Das eigentliche Problem ist nicht die Angst

Angst ist nur ein Gefühl. Selbst Panik ist nur ein Gefühl, wenn auch ein sehr intensives. Gefühle sind eigentlich kein Problem, es sei denn, man macht eines daraus.

Wie wird aus einer simplen Emotion ein Problem? Die Frage geht an dich. Bist du dir bewusst, wie du aus der Angst ein Problem machst? Am besten legst du das Buch kurz zur Seite und denkst eine Minute oder so darüber nach.

Hast du eine Antwort gefunden? Dann kannst du sie jetzt mit meiner vergleichen.

Aus der Angst ein Problem zu machen funktioniert so, wie man aus allem ein Problem machen kann:

1. Die Angst dramatisieren

Dabei helfen Wörter wie schrecklich, unerträglich, furchtbar, entsetzlich, katastrophal, fürchterlich, entsetzlich, ungeheuer, scheußlich, unsagbar, ganz schlimm. Indem du das Gefühl von Angst so bewertest, bereitest du den Boden, auf dem es wachsen und gedeihen kann.

2. Die Haltung
»Ich kann das nicht aushalten«

Du tust so, als ob die Angst wirklich unerträglich wäre. Sie ist es nicht. Beweis: Du hast deine Angst bisher ertragen, wenn auch ungern. Indem du dir einredest, dieses Gefühl nicht aushalten zu können, stärkst du es. Gleichzeitig schwächst du dich.

3. Die Haltung
»Ich muss mich immer wohlfühlen«

Schön wär's, aber leider ist die Welt nicht so, dass man sich immer und überall wohlfühlt. Angst, Trauer, Ärger, Enttäuschung sind ein Teil deiner Gefühlswelt, genauso wie Glück, Gelassenheit und Liebe. Du kannst nicht das eine ohne das andere haben.

Du kannst dir gerne wünschen, dich die meiste Zeit wohlzufühlen und alles dafür zu tun. Aber erhebe den Wunsch nicht zu einer absoluten Forderung. Sie wird ohnehin nicht erfüllt. Du fühlst dich nur schlechter, falls du mal nicht auf Wolke sieben schwebst.

4. Klage erheben

Zwar könntest du Gott und die Welt beschimpfen, weil sie die Möglichkeit der Angst erschaffen haben. Aber du kannst es auch lassen; denn es ändert nichts an der Tatsache, dass du dich ängstigst. Du bist nicht schuld, die anderen sind es nicht, die Welt hat nicht vor, dich zu quälen. Angst ist ein Warnsignal bei ernst zu nehmenden Gefahren. Wenn du mehr daraus machst, ist das deine Sache.

Mach aus der Angst kein Problem. Wie macht man aus ihr kein Problem? Dreh alle vier Punkte um: entdramatisieren, aushalten, akzeptieren, verstehen. Die Einzelheiten überlasse ich dir.

Vor Angst stirbt niemand (alles nur Angstmache)

Ist es okay, das Gefühl der Angst herunterzuspielen, es kleinzureden? Wissen wir nicht alle, dass Menschen vor Angst gestorben sind? Oder vor Schreck?

Ich kenne diese Redewendungen, aber niemanden, der tatsächlich daran gestorben wäre, nicht einmal im Entferntesten. Alle, von denen ich gehört habe, sei es aus meiner Familie, von Freund*innen oder Bekannten, sind am Alter, am Versagen einzelner Organe oder an Krebs verstorben. Aus Angst? Absolute Fehlanzeige!

Ich weiß von Menschen, die einen Schreck bekommen haben, vielleicht sogar einen Schock, aber sie haben es nicht nur überlebt, sondern sich schnell wieder erholt.

Ich habe selbst seit meiner Kindheit wie gesagt für einige Jahrzehnte unter diversen Ängsten und Panik gelitten, aber ich bin deshalb nicht einmal krank geworden. Kaum jemand hat es mir überhaupt angemerkt.

Wenn man Angst hat, ziehen einen Informationen über Gefahren mehr oder weniger magisch an. In Büchern über Ängste wird die Möglichkeit eines Herztods durch Angst oft nicht ausgeschlossen. »Nicht ausgeschlossen« ist aber selbst eine Angstformulierung. Wissenschaftler*innen sichern sich gerne ab. Was kann man schon ausschließen? Deshalb schreiben viele so etwas einfach so hin, ohne zu ahnen, wie das auf Menschen wirkt, die unter Ängsten leiden.

Mir ging es jedenfalls so, dass ich jedes Mal erschrocken war, wenn auch nicht zu Tode, sobald ich irgendwo las, es sei nicht auszuschließen, dass man an Angst sterben könne, natürlich nur in Extremfällen. Jeder richtig Ängstliche glaubt dann, zum nächsten Extremfall zu werden.

Deshalb bin ich den zwei oder drei Ärzt*innen sehr dankbar, die klipp und klar ausschlossen, dass man vor Angst sterben könne.

Angst und Panik sind nicht dafür gemacht, einen zu töten. Im Gegenteil: Ihre Funktion liegt wie bereits gesagt darin, Leben zu retten. Bei Panik bedeutet das, dass alle Kräfte mobilisiert werden: Das Herz rast, der Atem fliegt, alle Vitalfunktionen sind in Hochform. Alles paletti! Das Einzige, was einem zum Glück noch fehlt, ist ein richtig sattes Wohlgefühl.

Aber Panik ist nicht normal, oder?

Was ist schon normal? Wenn Millionen täglich eine Panikattacke bekommen und ein Drittel aller Menschen angibt, mindestens einmal im Leben Panik erlebt zu haben, kann man kaum argumentieren, das sei nicht normal.

Intensive Angst gehört zum menschlichen Gefühlsrepertoire. Das mag man bedauern oder willkommen heißen. Jedenfalls war sie dazu gedacht, nachdrücklich vor großer Gefahr zu warnen. Ursprünglich lautete die Gleichung: große Gefahr = große Angst (Panik). Ebenso galt: k(l)eine Gefahr = k(l)eine Angst.

Nur der menschliche Verstand ist in der Lage, diese Gleichung umzuschreiben in: k(l)eine Gefahr = große Angst (Panik). Umgekehrt geht es auch: große Gefahr = k(l)eine Angst. Jeder kann sich im Prinzip angewöhnen, auf harmlose Dinge panisch zu reagieren, enorme Gefahren dagegen ruhig zu ertragen. Das führt die Warnfunktion der Angst in beiden Fällen ad absurdum.

So nehmen die meisten Menschen die Gefahr eines Atomkrieges gelassen hin, während sie allein schon das Wort »Bakterien« erschreckt.

Das ist ein weiterer Beweis dafür, dass nicht die Dinge die Menschen beunruhigen, sondern ihre Meinungen über die Dinge.

Obwohl das unvorstellbar gefährlich ist, bauen und lagern Menschen Atombomben. Wir haben uns daran gewöhnt. Die extreme Bedrohung allen Lebens auf dem Planeten durch solche Waffen ist den meisten nicht bewusst.

Bakterien dagegen, die unseren ganzen Körper im Inneren und auf unserer Haut besiedeln und die in der Regel vollkommen harmlos sind, möchten wir am liebsten sämtlichst ausrotten.

Dabei deuten die neuesten Erkenntnisse der Wissenschaft darauf hin, dass Bakterien für unser Leben und unsere Gesundheit noch unentbehrlicher sind als bisher gedacht. Stichwort: Mikrobiom. 39 Billionen (!) solcher Mikroorganismen besiedeln einen einzigen Menschen. Sie leisten uns unschätzbare Dienste. Übertriebene Hygienemaßnahmen erweisen sich unter Umständen als äußerst schädlich für unsere Gesundheit.

Statt der Bakterien sollten wir also lieber die Atomwaffen abschaffen. Wir brauchen sie nicht für unser Überleben. Sie stellen im Gegenteil eine aufs höchste lebensfeindliche, menschliche Erfindung dar.

Panik ist normal. Nicht normal ist es, in einigen Fällen keine zu bekommen.

Wenn du vor Panik Panik kriegst

Eine Panikattacke kommt selten allein. Wenn du erst einmal den Bogen raus hast, kannst du jederzeit wieder eine solche hervorrufen. Üblicherweise bist du dir nur nicht bewusst, wie du das machst. Sobald du aber die Zusammenhänge und Abläufe klar erkennst, kannst du aus diesem Muster aussteigen und dich für Gelassenheit entscheiden. Oder für milde Angst, was auch schon ein Fortschritt wäre.

Je mehr Angst du vor deiner Angst entwickelst, desto stärker bringst du diese in Gang. Nach einer Panikattacke möchtest du wahrscheinlich nie wieder eine bekommen. Deshalb beobachtest du dich die ganze Zeit, ob es wieder losgeht, besonders in Situationen, die denen ähneln, als du deinen ersten Panikanfall hattest. Sobald du die ersten Anzeichen von Angst spürst, denkst du: »O Gott, nicht schon wieder. Jetzt geht es wieder los. Ich kann das nicht aushalten. Es ist furchtbar. Wo soll ich bloß hin?« Damit steigerst du deine Angst nur. Deine Gedanken werden noch hektischer und ängstlicher – mit der Folge noch stärkerer Angst. So entsteht leicht ein Teufelskreis.

Am besten kommst du da heraus, indem du deine Ängste, alle Anzeichen davon und eventuelle weitere Panikattacken akzeptierst. Ja, akzeptierst! Das ist zwar das, was man in so einer Situation am wenigsten möchte, aber praktisch das Einzige, was auf Dauer wirklich hilft: Keine Angst vor der Angst zu haben, keine Angst vor Panik, keine Panik vor Angst und keine Panik vor der Panik.

Erlaube dir, Angst und Panik zu haben: »Na und? Dann fahre ich eben wieder eine Runde Achterbahn, für diesen Nervenkitzel zahlen manche 5 Euro.«

Ich weiß, wie schwer es ist, das einzusehen. Aber überleg dir Folgendes: Hat es dir geholfen, dich gegen die Angst zu wehren? Hat es dir geholfen, vor der Angst davonzulaufen? Was hat dir fremde Hilfe genützt, wo doch die Angst immer wiederkommt?

Das Blöde daran ist, dass man sich in Gegenwart verständnisvoller, freundlicher Menschen tatsächlich schnell wieder besser fühlt. Die wenigsten bekommen in der Praxis einer Ärztin oder eines Therapeuten einen Panikanfall, jedenfalls nicht, wenn sie deshalb dort sind.

Nein, es passiert, wenn man allein ist oder sich allein fühlt. Deshalb braucht man etwas Hilfreiches, das man allein anwenden kann.

Sich Angst in jeder Stärke zu erlauben, ist ein sehr wirksames Mittel. Der Weg aus der Angst führt durch die Angst. Die Bereitschaft, mit der Angst zu leben, ist die Voraussetzung, sie zu verlieren. Paradox, nicht wahr?

Leider kann man das nicht vortäuschen. Wenn du nur so tust, als wärest du bereit, deine Ängste zu ertragen, funktioniert es nicht.

Ich weiß nicht, ob du Erfahrung mit Katzen hast. Typisch für diese ist, dass sie weglaufen, wenn du nach ihnen greifst, und bleiben, wenn du sie weghaben willst. Genauso ist es mit Ängsten. Am liebsten mögen die Ängste diejenigen, die sie nicht mögen. Deshalb bleibe ich dabei, dass du deine Angst weder lieben noch umarmen musst, aber lass sie zu, erlaube ihr, da zu sein, akzeptiere sie, dulde und ertrage sie, auch wenn es am Anfang schwerfällt. Dann geht sie. Allerdings wann sie will, nicht wann du willst. Doch du kannst dich darauf verlassen, dass sie verschwindet.

Der Preis des bequemen Lebens

Wo wir leben, ist es unglaublich sicher. Hier gibt es keine wilden Tieren, die Menschen gefährlich werden könnten. Die durchschnittliche Lebenserwartung liegt in Deutschland bei gut 80 Jahren. Weltweit wird die Menschheitsfamilie von Tag zu Tag größer. Nicht einmal zwei Weltkriege mit Millionen Toten haben etwas daran geändert. Die Wahrscheinlichkeit zu überleben ist größer als die zu sterben.

Daher bin ich kein Freund von negativen Utopien. Weltuntergangsszenarien begleiten die Menschheit seit altersher. Warum? Weil immer irgendjemand meint, nun gehe es zu Ende. Das ist nicht neu. Schon die Bibel enthält derartige Prophezeiungen. Doch diese haben sich nicht erfüllt.

Ich kann verstehen, wenn Menschen mitten in einer Katastrophe glauben, die Welt gehe unter. In solchen Zeiten ist es schwer, optimistisch zu bleiben. Doch bedeutet Optimismus nicht genau das? *Immer das Beste anzunehmen, nicht nur wenn die Umstände ideal sind, sondern gerade dann, wenn um einen herum alles zu zerfallen scheint? Das* ist Optimismus, nicht dieser Schönwetter-Optimismus, der sich sofort in Luft auflöst, wenn es mal schwierig wird.

Dass jedoch Menschen an einem reich gedeckten Tisch bei Brot, Wein und vielen Leckereien sich davon zu überzeugen versuchen, der Weltuntergang stehe unmittelbar bevor, fällt mir schon schwerer, zu begreifen. Wenn ich das ABC der Gefühle nicht kennen würde, könnte ich es vielleicht gar nicht fassen. Doch es sind eben nicht die Umstände, die die Menschen beunruhigen, sondern ihre Gedanken.

Ich sprach vorhin darüber, wie paradox es ist, dass die Angst zunimmt, wenn man vor ihr flieht oder sie bekämpft, und abnimmt, wenn man ihr die Stirn bietet. Das ist nicht das einzige Paradoxon im Zusammenhang mit der Angst.

Die meisten Menschen, die dieses Buch lesen, leben ein bequemes Leben. Sie haben eine komfortable Wohnung mit Bad, WC und Zentralheizung, ein weiches Bett, einen gefüllten Kühlschrank, ein Auto vor der Tür. Telefon und Computer sind Selbstverständlichkeiten. Das Leben ist bequem geworden.

Dafür zahlen wir einen hohen Preis, weniger in Form von Geld, sondern was unsere Einstellung betrifft. Der Wohlstand und die Sicherheit machen uns gegen die unvermeidlichen Härten des Lebens nicht widerstandsfähiger, sondern empfindlicher.

Das lässt sich deutlich am Umgang mit Krankheit, Alter und Tod ablesen. Immer weniger werden diese Selbstverständlichkeiten als solche akzeptiert. Vielmehr wehren sich zunehmend mehr Menschen dagegen. Sogenannte Schönheitsoperationen haben Hochkonjunktur. Sie sollen Alterserscheinungen und andere unerwünschte Äußerlichkeiten entfernen. Die Kosten im Krankheitswesen explodieren. Das Leben wird um jeden Preis verlängert. Der Tod ist nach Ansicht vieler Menschen die größte Niederlage im Leben.

Das war nicht immer so, und es ist auch heute noch nicht überall so. Ein Teil der Menschheit denkt anders über Krankheit, Alter und Tod: auf eine Weise, die ihnen keine Angst macht, sondern sie ruhig schlafen lässt. Die unangenehmen Dinge können ihnen nichts anhaben. Sie behalten unter allen Umständen ihre innere Ruhe.

Die Stoiker, die ich schon erwähnte, waren solche Menschen. Noch heute ist ihre Weltanschauung lebendig. Wenn du mehr darüber erfahren möchtest, könntest du ergänzend mein Buch *Außergewöhnlich entspannt. Das geniale Anti-Stress-Programm der Stoiker* lesen.

Die Stoiker haben sich zum Beispiel freiwillig für einige Zeit den Härten des Lebens ausgesetzt, da sie wussten, dass sie diese sonst zu fürchten beginnen. Indem sie Unannehmlichkeiten aushielten, wussten sie, dass es auch ohne die ganzen Annehmlichkeiten ging. Sie waren jedoch keine Asketen. Es ging ihnen lediglich darum, vom Angenehmen psychisch nicht abhängig zu werden.

Als ich Kind war, das heißt in den 1960er-Jahren, wurde von uns erwartet, dass wir allein zur Schule gehen. Wir durften auch ohne die Eltern zum Spielplatz. Wir wurden mit einem Einkaufszettel, den wir selbst noch nicht lesen konnten, zum Kaufmann geschickt. Außerdem wurde erwartet, dass wir uns selbst beschäftigen konnten, ohne Fernseher oder Computer, die es damals noch nicht gab. Es existierte auch noch keine Stand-by-Verbindung zu Mama oder Papa. Wenn man weg war, war man weg. Natürlich musste man Bescheid sagen, wo man hingehen wollte, und es wurde verabredet, wann man zurücksein musste. Aber für diese Zeit war man sich selbst überlassen – und genoss diese Freiheit!

Heute müssten solche Eltern fast schon damit rechnen, beim Jugendamt wegen Vernachlässigung angezeigt zu werden.

Dabei waren unsere damaligen Freiheiten nichts im Vergleich zu denen, die meine Eltern und ihre Generation kennengelernt hatten. Meine Mutter erzählte oft davon, wie sie durch die Felder gelaufen ist, an die Seen und in den Wald. Kinder verbrachten zu jener Zeit im Sommer ganze Tage draußen. Sie schwammen in Flüssen (nicht in einer von Rettungsschwimmern überwachten Badeanstalt) und vergnügten sich in der Natur. Extra angelegte Spielplätze gab es nicht. Wer klettern wollte, musste auf einen Baum steigen (was ein Freund von mir übrigens ausgezeichnet konnte, er wurde später Gerüstbauer, ein Beruf, der wie für ihn geschaffen war).

Von allen Kindern, die ich in der Schule kannte, kam keines ums Leben. Keines wurde schwer verletzt. (Einige wurden allerdings von ihren Eltern zu Hause geschlagen.) Auch meine Mutter berichtete von keinen Todesfällen bei ihren Exkursionen in der Natur.

Ja, meine Mutter hatte eine gewisse Angst um uns, wenn wir draußen so herumstromerten, aber sie ließ sich von dieser Angst nicht leiten, weil sie unsere Freiheit und unsere Selbstständigkeit für wichtiger hielt.

Trotzdem hat meine Mutter einen gewissen Fehler gemacht (du weißt ja: Eltern sind an allem schuld!). Sie hat mich trotz allem zu sehr verwöhnt. Sie hat mir vieles abgenommen, was ich selbst hätte aushalten lernen sollen. Als Kind fand ich mein bequemes Leben angenehm und erfreulich. Ich merkte nicht, wie es mich für Ängstlichkeit empfänglich machte.

Deshalb musste ich die Erfahrungen im Umgang mit Schwierigkeiten und Herausforderungen später nachholen, um meine Überempfindlichkeiten und meine Ängste abzulegen.

Auf die harte Tour

Bisher habe ich viel darüber gesprochen, dass man anders über die Dinge denken muss, wenn man angstfrei werden will: keine Stressgedanken, sondern Wohlfühlgedanken. Beim Umdenken geht es nämlich keineswegs um eine reine Verstandesangelegenheit. Gedanken führen zu Gefühlen. Wie du denkst, so fühlst du.

Aus diesem Grund gefällt mir der Ausdruck »Stressgedanke«. Das Gegenteil ist dann ein »Wohlfühlgedanke«. Denn du weißt ja: Es gibt keine Stresssituationen, wie oft behauptet wird. Keine Situation macht allen Menschen Angst. Erst die Gedanken, die jemand mit einer Situation verbindet, färben diese emotional ein.

Leider schreiben wir unsere Gefühle traditionell den äußeren Umständen zu. »Das war enttäuschend«, sagen wir. Nein, war es nicht. Wir hatten nur andere Erwartungen. Nicht *es* war enttäuschend. Ich habe mich getäuscht. Jetzt bin ich ent-täuscht. Eine andere Person hätte auf das Gleiche indifferent reagiert, weil sie die Situation von vornherein anders eingeschätzt hatte.

Ein Beispiel: Du guckst einen Film und bist von ihm enttäuscht. Doch es war nicht der Film, der dich enttäuscht hat. Du hast dich getäuscht und einen ›guten‹ Film erwartet. Jemand anderes ist mit geringen, sogar negativen Erwartungen ins Kino gegangen. Nachdem er den Film gesehen hat, ist er angenehm überrascht: »Gar nicht so schlecht.« Gemessen an seinen (negativen) Vorstellungen über den Film war dieser besser als gedacht.

Statt ängstlicher, sorgenvoller und negativer Gedanken machst du dir besser beruhigende, hoffnungsvolle und positive.

Das allein wird aber oft nicht reichen, um einen neuen Umgang mit deinen Ängsten zu lernen. Du musst auch noch deinen neuen, gelassenen Gedanken entsprechend handeln. Das Tun ist der Lackmustest für dein Denken. Solange du einer (angeblich beängstigenden) Situation ausweichst, beweist das, dass du deine Überzeugungen noch nicht wirklich geändert hast. Du denkst zwar »Es ist doch ganz harmlos«, bist aber vom Gegenteil überzeugt.

Entscheidend ist, was du wirklich glaubst. Und das wiederum hängt zu einem großen Teil von deinen bisherigen Erfahrungen ab. Wenn du als Kind von einem Hund gebissen oder auch nur von einem, der dir auf Augenhöhe die Zähne zeigte, angebellt wurdest, bist du möglicherweise bis heute davon überzeugt, »Hunde sind gefährlich«, egal wie oft du dir sagst, dass sie nur ganz selten beißen.

Du brauchst neue Erfahrungen, in diesem Fall die Nähe freundlicher Hunde. Erst wenn du deren Gegenwart wiederholt aushältst, sinkt deine Angstbereitschaft. Du merkst, wie deine Angst jedes Mal abnimmt.

Nun ist Hund nicht gleich Hund. Vor einigen hast du mehr Angst als vor anderen. Du beginnst also mit denen, die dir am wenigsten Angst machen. (Finde den Fehler im letzten Satz! Auflösung siehe unten.) Außerdem experimentierst du mit Abständen. Ein Hund, vor dem du wenig Angst hast, ist für dich erträglicher, je weiter er weg ist.

So kannst du dir ein Übungsprogramm aufbauen, bei dem du nach und nach den Schwierigkeitsgrad steigerst. So weit die Theorie. In der Praxis lässt sich das nicht immer so ideal umsetzen. Gelegentlich wirst du feststellen, dass du dir zu viel zugemutet hast. Das macht aber nichts, solange du dein Programm fortsetzt. Bleib dran, und du wirst bald feststellen, dass dir Hunde gleichgültig werden. Dass du sie jemals lieben wirst, wage ich, zu bezweifeln, aber sie sind dir irgendwann egal. So egal, dass du nicht mehr die Straßenseite wechseln oder ganz umkehren musst, bloß weil dir ein Hund entgegenkommt.

Du denkst dann »Hunde sind grundsätzlich harmlos« und handelst entsprechend. Deine Erfahrungen geben dir recht.

Kein Weg führt daran vorbei, vielleicht an Hunden, nicht aber an deiner Angst. Du musst das tun, wovor du Angst hast: schwimmen lernen, vor Menschen sprechen, dich mit neuen Menschen treffen, öffentliche Toiletten benutzen, bei Gewitter durch das Fenster schauen und die Blitze über den Himmel zucken sehen, Weberknechte einfangen und auf dem Balkon aussetzen, über Friedhöfe oder über Brücken gehen.

Nichts davon ist lebensgefährlich. Es ist nicht einmal beängstigend. Die meisten Menschen können es ohne große Umstände.

Du brauchst nicht zu lernen, auf einem Drahtseil über die Niagarafälle zu balancieren, Giftschlangen zu beschwören, Löwen zu bändigen, mit einem Faltboot über den Atlantik zu segeln oder zum Mars zu fliegen. Das kannst du getrost den Draufgänger*innen überlassen.

(Auflösung von »Finde den Fehler im letzten Satz«: Der Satz war: »Du beginnst also mit denen [den Hunden], die dir am wenigsten Angst machen.« Die Hunde können dir keine Angst machen, das kannst nur du selbst mit deinen irrationalen Gedanken über Hunde.)

Reg dich ab, es ist nur ein Scheißgefühl!

Es hilft nichts: Du musst ein*e Held*in werden. Zwar werden dich die meisten nur schräg angucken, wenn du begeistert rufst: »Ich habe mich getraut, im Kaufhaus auf die Toilette zu gehen.« Aber das macht nichts. Du weißt, dass es eine Heldentat war, die dich große Überwindung kostete.

Du fährst jetzt problemlos Fahrstuhl, so wie andere im Raumschiff um die Erde kreisen. Niemand wird dir dafür auf die Schulter klopfen. Keine Medaillen, kein Beifall. Nur diejenigen, die selbst unter großen Ängsten vor harmlosen Dingen gelitten haben, werden verstehen, was du vollbracht hast.

Eigentlich geht es nicht ums Fahrstuhlfahren oder Schwimmenkönnen. Was wirklich zählt ist, dass du gelernt hast, mit deiner Angst umzugehen. Sie hat keine Macht mehr über dich.

Wenn du eine Angst überwunden hast, kannst du im Prinzip jede Angst überwinden. Das Prinzip ist immer dasselbe. Die Überwindung der Angst beginnt im Kopf. Du denkst dann anders über das, wovor du Angst hattest. Du lenkst deine Fantasie in neue Bahnen. Und am wichtigsten: Du traust dich das, was du bisher vermieden hast.

Angst ist kein Gefühl, vor dem man Angst haben müsste. Es ist ein Scheißgefühl, aber du kannst lernen, es auszuhalten. Übrigens bleibt es ein Scheißgefühl, solange du lebst. Sonst könnte es bei Gefahr seine Funktion nicht erfüllen. Aber du kannst es ignorieren, wenn es sich um einen Fehlalarm handelt.

Du brauchst vor keinem Gefühl Angst zu haben. Einige sind unangenehm, andere neutral oder schön. Sie alle zusammen machen deine Gefühlswelt aus. Du kannst sie im Ganzen oder gar nicht haben. Rosinenpickerei ist ausgeschlossen. No way!

Probleme entstehen, wenn du ausschließlich positiv denken, fühlen und handeln willst. Verrückte Gedanken, leidige Gefühle und fehlerhaftes Verhalten gehören dazu. Kampf und Flucht? Vergeblich! Aushalten, ertragen, dulden, akzeptieren, damit umgehen lernen? Genau das ist es!

Du spürst körperliche Symptome? Prima, das heißt: Du lebst!

Die anderen tolerieren es, wenn jemand Angst hat. Warum? Weil sie dieses Gefühl selbst kennen, genauso wie du.

Tolerierst du es auch? Auch bei dir?

Mit der Angst vor der Angst umgehen

Sobald du keine Angst mehr vor der Angst hast, hast du die richtige Einstellung dazu gefunden. Damit unterbrichst du die Dynamik, die deine Angst aufrechterhält und weiter verstärkt. Du akzeptierst alle Symptome und unangenehmen Gefühle, auch wenn es dir anfangs schwerfällt und du weiter die Tendenz spürst, diesen auszuweichen.

Akzeptieren, ertragen, aushalten ist in diesem Fall extrem wichtig. Nicht aus masochistischen Neigungen, nicht um des Leidens willen, sondern um aus dem Teufelskreis herauszukommen.

Etwas anderes sollte noch hinzukommen. Angstfreiheit ist kein Lebensziel. Nehmen wir einmal an, Panik steht auf einer Skala bei minus 100, null bedeutet Angstfreiheit. Zwischen minus 100 und null finden sich verschieden starke Angstzustände. Die Skala ist stufenlos. Null ist kein Ort, an dem man länger verweilen möchte. Null ist null, das neutrale Nichts: keine Angst und keine Freude. Innere Ruhe vielleicht, weder angenehm noch unangenehm. Bei null befindest du dich im Niemandsland.

Deshalb geht die Skala auf der anderen Seite bis plus 100. Am Höhepunkt empfindest du ein unendliches Glücksgefühl, stärker noch als Begeisterung oder Ekstase. Zwischen null und plus 100 empfindest du sämtliche angenehmen Gefühle: Gelassenheit, Glück, Vergnügen, Spaß, Liebe, Freude, Zufriedenheit, Wohlbefinden, Seligkeit.

Wegen dieser Gefühle bist du hier. Sie sind dein Kompass für geistige, seelische und körperliche Gesundheit. Die Gesamtheit aller negativen Gefühle bilden lediglich den Kontrast. Sie sind Warnsignale, die dich auffordern, dich wieder Richtung Nullpunkt und darüber hinaus zu plus 100 zu bewegen.

Solange du im Land der Ängste lebst, kommst du gar nicht mehr dazu, darüber nachzudenken, was du dir im Leben wünschst, was für dich Glück und Seligkeit bedeuten. Besonders wenn du schon lange in dieser Grauzone existierst, ist das ein Zeichen dafür, dass du die Orientierung in deinem Dasein verloren hast. In der Sprache der Religionen lebst du in der Hölle. Dies ist kein außerirdischer Ort, sondern ein Seelenzustand. Du sehnst dich nach Erlösung und einem Retter. Beides ist näher, als du in diesem Zustand glaubst. Das Glück, oder religiös ausgedrückt, das Paradies ist in dir. Du bist nie davon getrennt. Nur der Zugang ist blockiert.

Du kannst dich selbst daraus befreien, indem du dir beglückende, optimistische Wohlfühlgedanken machst und so handelst, dass du dich mehr und mehr wohlfühlst.

- Was brauchst du für dein Glück?
- Wann warst du am glücklichsten?
- Was kannst du tun, um ein vergleichbares Glück zu finden?
- Wo und mit wem fühlst du dich wohl?

Du könntest aufschreiben, was dir zu diesen Fragen einfällt. Denk dabei auch an die kleinen Dinge.

Ich habe mal ein Buch gesehen, das *10 000 Möglichkeiten, glücklich zu sein* oder so ähnlich hieß. Darin standen unter anderem Dinge wie Veilchen, Pizza, Frankfurter Würstchen, Schneefall, das Gefühl, über Samt zu streichen, Regen, der aufs Fensterbrett trommelt, das Glitzern der Wassertropfen beim Duschen, die Peanuts und der cremige Duft von Heckenrosen.

Plötzlich merkst du, wie schön die Welt eigentlich ist.

Setz dir schöne Ziele für dieses Jahr, für fünf Jahre, für zehn Jahre und darüber hinaus, wenn du willst. Du brauchst etwas, worauf du dich freust. Ob und wie du deine Träume verwirklichst, spielt erst einmal überhaupt keine Rolle. Beschäftige dich zunächst ausführlich mit allem, wobei du große und kleine Freude empfindest.

Die Angst spielt in deinem Leben nur noch eine geringe Rolle, wenn du auf dem Weg zu deinen persönlichen Glückszielen bist.

Du wirst nur selten Plus-100-Freude spüren, aber dieser nahezukommen und überhaupt überwiegend auf der positiven Seite der Gefühlsskala zu leben, ist selbst schon wieder ein Grund zu großer Freude.

Manchmal wirst du dich in der Grauzone wiederfinden. Das macht überhaupt nichts, wenn du richtig darauf reagierst: es einfach akzeptieren, die Botschaft verstehen und deine Aufmerksamkeit wieder auf dein Glück richten. Glück, Angst und alle anderen Gefühle können nebeneinander existieren. Kein Problem, das macht das Leben bunter und interessanter.

Ich habe noch keine ängstliche Person getroffen, die ein wunderbares, vielfältiges, glückliches Leben führte. Damit will ich sagen, dass Angst nur das sichtbarste oder besser gesagt spürbarste Zeichen dafür ist, dass es mehr zu ändern gibt, als nur die Angst loszuwerden. Das ist auch meine stärkste Kritik an Beruhigungspillen. Sie machen dich nicht glücklich. Willst du zusätzlich noch etwas einwerfen, um das Glück in dir zu wecken? Eine Pille zur Entspannung und eine zum Glücklichsein? Wenn es das wirklich gäbe, wäre ich vielleicht der Erste, der das Zeug schlucken würde. Aber Glück gibt es nicht in Flaschen. Dreimal täglich einnehmen, und du bist glücklich? Das glaubst du hoffentlich selbst nicht. Frag einfach mal Drogenabhängige. Nach meinen Informationen gibt es keine stärkere Glücksdroge als Opium. Daraus lassen sich Heroin und andere Derivate herstellen. Und jetzt die Frage aller Fragen: Sind diese Menschen glücklich?

Die stärkste Droge gegen Angst ist natürliches, nichtsubstanzgebundenes, nichtsynthetisches Glück. Oder Liebe oder Begeisterung oder Inspiration oder wie auch immer du es nennen willst. Mit weniger würde ich mich an deiner Stelle nicht zufrieden geben.

Jetzt ist es aus und vorbei!

Bevor du keine Angst mehr vor der Angst hast, musst du einen längeren Weg zurücklegen. Er hat Höhen und Tiefen. Mal machst du einen Schritt nach vorn, mal zwei zurück.

Vorhin sprach ich davon, dass du dir am besten einen Plan machst, der zunehmend schwierigere Situationen beinhaltet, die du eine nach der anderen angstfrei bewältigst. Doch wenn du nun glaubst, dass dich der Weg in gerader Linie zum Ziel führt, hast du dich getäuscht. Zum einen lassen sich solche angstbesetzten Situationen in der gewünschten Zahl in den genau richtigen Abstufungen nicht immer finden. Zum anderen kann immer etwas dazwischenkommen.

Nehmen wir einmal an, du willst lernen, ohne Angst Fahrstuhl zu fahren. Theoretisch könntest du dich dann von Stockwerk zu Stockwerk aufwärts und abwärts bewegen, eine Etage nach der anderen. Wenn du ein Hochhaus mit einem Fahrstuhl allein für dich hättest, wäre dies möglich. Aber du hast kein Hochhaus mit Fahrstuhl für dich allein. Es kann immer etwas dazwischenkommen. Anderen fällt auf, dass du nur eine Etage fährst. Das geht noch. Doch was ist, wenn der Fahrstuhl voll wird und du nicht weißt, ob du rechtzeitig entsprechend deinem Trainingsplan wieder herauskommst? Oder dein Trainingsfahrstuhl wird ein paar Wochen lang zwecks Überholung stillgelegt. Benutzt du Fahrstühle in verschiedenen Gebäuden, was sinnvoll wäre, sind die Stockwerke nicht genormt. Die Fahrstühle fahren unterschiedlich schnell. Das bedeutet, dass deine Aufenthaltsdauer im Fahrstuhl schwanken wird. In der Realität wirst du dich daher manchmal überfordert fühlen. Du wirst deine Angst stärker spüren, als dir lieb ist. Selbst wenn du so üben konntest, ist es noch einmal eine ganz andere Nummer, wenn du in einem Turm nonstop vom Erdgeschoss bis in luftige Höhen fährst. Keine Zwischenstopps möglich!

Einige Menschen glauben deshalb, dass sie am besten sämtliche Ängste mit einem Mal ablegen, indem sie sich aus einem Flugzeug stürzen, mit Fallschirm natürlich. Ich habe einige solcher Wagemutigen getroffen, hatte jedoch nicht den Eindruck, dass diese danach angstfrei waren.

Psychologen nennen solch betont draufgängerisches Verhalten Kontraphobie. Damit ist gemeint, dass einer nach außen demonstrierten Angstfreiheit eine große Unsicherheit im Inneren gegenübersteht. Wer nur auf das äußere Verhalten achtet, hält solche Menschen für mutig. Doch jeder, der sensibel ist und die Gefühle anderer spüren kann, bemerkt deutlich die unterschwellige Ängstlichkeit.

Die langsame, stetig abnehmende Angst ist ein Ideal, das drastische, schlagartige Ausradieren aller Ängste eine Illusion.

Womit musst du nun tatsächlich rechnen, wenn du dich auf deine angstbesetzten Themen einlässt? Du wirst deine Angst spüren, das Gefühl, das du am liebsten meidest. Dann erinnere dich bitte daran, dass du nicht in Gefahr bist, sondern dir das nur einbildest. Denk außerdem daran: Es ist nur ein Gefühl. Du kannst es aushalten, auch wenn es sehr unangenehm ist, egal wie lange es dauert.

Vielleicht denkst du manchmal: »Jetzt ist es aus und vorbei!« Auch das ist okay. Es ist nur ein Gedanke.

Atme mal aus

Wer entspannt atmet, wird niemals Angst bekommen. Theoretisch ist es also möglich, nur auf den Atem zu achten und sich dabei zu entspannen. In der Praxis ist das kaum zu machen, weil die wenigsten so viel Achtsamkeit aufbringen.

Wie du gesehen hast, beginnt die Angst mit der Wahrnehmung oder Einbildung einer Gefahr. Ein solcher Gedanke löst bestimmte Abläufe im Körper aus, die dann als ein Gefühl von Angst spürbar werden. Daraus wiederum folgt ein Verhalten, sei es Flucht, Kampf, Totstellen oder etwas anderes. Zu den betroffenen Abläufen im Körper gehört der Atem. Er reagiert sehr fein auf das, was ihm die Gedanken vorgeben.

Das beschriebene Angstmuster kann an jeder Stelle unterbrochen werden, sei es durch beruhigende Gedanken, durch ein besonnenes Verhalten oder eben durch Entspannung der Muskeln und eine Regulierung des Atems.

Am besten setzt man an all diesen Punkten an. Das geht zwar nicht gleichzeitig, mit viel Übung aber sehr schnell hintereinander, und zwar ungefähr so:

- Du spürst Anzeichen von Angst.
- Was geht dir durch den Kopf? Sorgen, Katastrophenszenarien, beängstigende Worte und Sätze? Ändere oder akzeptiere diese!
- Wo verkrampfst du dich? Entspanne dich!
- Was machst du mit deinem Atem? Atme langsamer und länger aus als ein, sanft und ohne Anstrengung! Spüre, wie gut das tut!
- Wie verhältst du dich? Bist du unkonzentriert, ist deine Aufmerksamkeit stark auf die Angst gerichtet, bist du scheinbar unfähig, mit dem gegenwärtigen Tun fortzufahren? Mach weiter mit dem, was du tust! Lass dich durch die Angst nicht aufhalten! Konzentriere dich wieder auf den normalen Tagesablauf, statt auf deine Gefühle!

Du checkst also nacheinander alle Ebenen, auf denen sich die Angst in dir ausgebreitet hat. Soweit es dir im Denken, Atmen und Handeln möglich ist, stoppst du das Angstmuster und gehst auf Entspannungskurs. Das machst du so lange, bis die Angst nachlässt.

Dabei wirst du feststellen, dass dich die Angst weniger beherrscht, als du dachtest. Du entscheidest, wie du denkst, atmest und handelst.

Auf andere Gedanken kommen

Um dein Leben nicht weiter von der Angst bestimmen zu lassen, könntest du deine Aufmerksamkeit auf etwas anderes lenken. Du könntest dir zum Beispiel einen Plan für den Tag machen. Der sollte gut gefüllt sein, aber natürlich auch Pausen enthalten.

Menschen, die viel Zeit haben und diese nicht sinnvoll nutzen, sind besonders anfällig für Ängste und Sorgen. Vermutlich ist dies einer der Gründe, warum Ängste in den letzten Jahrzehnten zugenommen haben. Diejenigen, die keine Aufgaben oder zu wenige haben, sei es, dass sie nicht, noch nicht oder nicht mehr arbeiten, sind aufgefordert, sich jeden Tag etwas Sinnvolles vorzunehmen. Das Leben will gestaltet sein. Aber nicht nur das Leben insgesamt, sondern jeder einzelne Tag, jede einzelne Stunde. Der Tag ist lang, besonders für den, der nichts zu tun hat.

Viele lernen in unserer Gesellschaft leider nicht ausreichend, Gebrauch von ihrer Freiheit zu machen und sich selbstständig Ziele zu setzen. Solange sie in der Schule, in der Ausbildung, im Studium oder im Beruf sind, geben andere ihnen die Aufgaben vor. Sie müssen sie erledigen, weil sonst Sanktionen drohen. Darüber beklagen sie sich oft, aber sie sind einer Bürde enthoben, nämlich der, sich selbst zu überlegen, was sie am liebsten tun möchten. Wie ist das bei dir?

- Hast du Pläne für dein Leben?
- Was sind deine wichtigsten Lebensziele?
- Hast du einen Plan für diesen Tag, diese Woche, diesen Monat und dieses Jahr?
- Wo möchtest du in fünf, in zehn Jahren stehen?
- Wie alt willst du werden?
- Wie stellst du dir dein Leben bis dahin vor?
- Wer bestimmt die Inhalte deiner Tage?
- Wenn du dir dein Leben so einrichten könntest, wie du wolltest, wie sähe es dann aus?
- Was verstehst du unter einem idealen Tag? Was machst du an so einem Tag von morgens bis abends? Und am nächsten idealen Tag?

Falls du es nicht gewöhnt bist, deine Tage selbst zu gestalten, dürften dir die Antworten ziemlich schwerfallen. Das ist am Anfang immer so. Lass dir Zeit, aber finde die Antworten. Dass du die richtigen gefunden hast, merkst du daran, dass du dich auf jeden Tag freust, statt ihn zu fürchten.

Wer ein gutes, erfülltes Leben lebt, hat weniger Zeit für Sorgen oder Ängste.

Genauso schlecht wie ein unausgefülltes Leben ist eines, das mit ungeliebten Aufgaben vollgepackt ist. Freiwillig würde sich wohl niemand eine tägliche To-do-Liste machen, die kaum zu schaffen ist und bei der Stress vorprogrammiert scheint. Doch leider ist das für viele Menschen Normalität. Die Arbeitsabläufe sind in den letzten Jahrzehnten ständig weiter ›verdichtet‹ worden. Weniger Angestellte müssen mehr erledigen. Zeit für Pausen gibt es da nur wenig. Die dadurch entstehende Anspannung wird zur gewohnten Grundeinstellung, die wiederum der ideale Nährboden für Ängste ist.

Falls diese Beschreibung auf dich zutrifft, gibt es nur zwei Auswege: Entweder du lernst, dich gegen die Überforderung innerlich abzuschirmen, oder du suchst dir einen entspannteren Arbeitsplatz.

Überlastungen lassen sich abbauen. Doch leider sehen gestresste Menschen solche Möglichkeiten nicht mehr, obwohl sie vorhanden sind. Es ist wieder einer dieser Teufelskreise. Oft führt für diese Menschen nur eine Krankheit oder ein Zusammenbruch aus der Überlastungsspirale heraus. Erst eine Zwangspause bringt sie zur Besinnung, bestenfalls.

Notwendig ist eine Krise jedoch nicht, um etwas zu ändern. Es ist auch ohne sie möglich, Wege zu einem besseren, entspannten Leben zu finden.

Zu viel Fremdbestimmung ist genauso schlecht wie zu viel unausgefüllte Zeit. Leider befinden sich nicht wenige in diesem Dilemma. Sie haben entweder zu viel oder zu wenig zu tun. Und sie nehmen sich nicht die Zeit, darüber nachzudenken, wie sie eigentlich leben möchten. Ich kenne nur wenige Personen, die darauf sofort eine Antwort haben, und noch weniger, die auch so leben, wie sie es sich wünschen.

Angst ist ein Gefahrensignal. Sie tritt unter anderem in Erscheinung, wenn jemand von seinen Träumen und seinem Lebensweg abzukommen droht.

Dann wird es Zeit, sich neue Gedanken zu machen. Überleg dir, wie du jeden Tag leben willst, und zieh diese Pläne durch. Wenn du es richtig anstellst, hast du kaum noch Zeit, dich zu ängstigen. Stattdessen wird Lebensfreude zu deinem neuen Grundgefühl.

Stell dir vor, du hast keine Angst

Bevor du ein angstfreies Leben führen kannst, musst du es dir vorstellen können. Das geschieht in drei Schritten:

1. Stell dir vor, du hast Angst und erträgst diese einfach

Es ist nicht unbedingt einfach, sich das auszumalen, und nicht unbedingt einfach, die Angst zu ertragen. Aber es ist möglich. Es ist eine Vorstellungsübung, und Übung macht bekanntlich den Meister. Erwarte daher nicht, dass du sofort perfekt darin bist. Aber es lohnt sich, in Gedanken vorwegzunehmen, was du in der Realität anstrebst.

Stell dir also eine Situation vor, in der du Angst verspürst. Beginne mit einer Konstellation, die für dich ein wenig, aber nicht zu viel Angst bedeutet. Diese Situation durchlebst du in deiner Fantasie. Du fühlst dich in Gedanken etwas unbehaglich, aber du weichst der Situation nicht aus, sondern bewältigst sie – mit deiner Angst!

Sobald du das beherrschst, erhöhst du den Schwierigkeitsgrad. Wähle mehr und mehr Situationen, in denen du dich stärker ängstigst. Doch du hältst deine Angst aus und meisterst die Situationen – mit deinen Ängsten!

Du kannst dich dabei unterstützen, indem du ein konstruktives inneres Selbstgespräch führst, ungefähr so:

»Es ist (sehr) unangenehm, aber ich kann es ertragen.«

»Es ist egal, was die anderen merken oder denken. Wichtig ist das, was ich denke. Ich denke: Es ist okay.«

»Ich wünschte, ich hätte keine Angst, aber solange ich welche habe, bin ich bereit, sie auszuhalten, egal wie lange.«

»Ich bin stärker als meine Angst.«

»Meine Ängste können mich nicht davon abhalten, zu tun, was ich mir vorgenommen habe.«

»Ich konzentriere mich so gut es geht auf den nächsten Schritt.«

So kannst du die Ungefährlichkeit der Situation erleben, zunächst in Gedanken.

2. Stell dir vor, du hast keine Angst mehr

Dasselbe wie unter 1., nur ohne Angst.

Das Schöne an dieser Fantasie ist, dass sie keine Grenzen hat. Was in der Realität (noch) nicht möglich ist, ist es in der Vorstellung sehr wohl.

Zur Unterstützung kannst du dir ein Drehbuch für jede Situation schreiben und mental vorwegnehmen wie du dich angstfrei in ihr bewegst. Darin können Sätze vorkommen wie:

(Ich mache das und das) und ich fühle mich wohl.

Es fällt mir leicht (die einzelnen Schritte zu machen).

Diese Vorstellungsübung kannst du langsam aufbauen. Nimm dir Zeit, dich zu entspannen. Mach viele Pausen. Geh in kleinen Schritten vor und achte auf deinen Atem (Ausatmen nicht vergessen!).

3. Ändere dein Selbstbild

Wenn du schon länger Angst hast, glaubst du wahrscheinlich, ein ängstlicher Mensch zu sein. Oder andere haben dir so etwas gesagt. Aber das stimmt nicht. Du bist kein ängstlicher Mensch. Du hast nur Ängste. Das ist ein großer Unterschied. Du bist nämlich mehr als deine Ängste. Du erlebst Freude und Angst, Langeweile und Glück, alle Gefühle haben in dir Platz.

Deshalb stell dir immer wieder vor, wie du gelassen und glücklich durchs Leben gehst.

Was du dir in Gedanken ausmalst, ist deine persönliche Sache. Es ist dein Leben. Du kannst Freude und innere Ruhe spüren, wo immer du bist und was immer du tust.

Mit dieser Übung kannst du dich zu bestimmten, festgelegten Zeiten beschäftigen und jedes Mal, wenn du nichts anderes zu tun hast, zum Beispiel, statt dir Angst zu machen.

Du bist frei, dein Selbstbild so zu gestalten, wie du willst, sei es als entspannter, angstfreier Mensch oder als eine Person, die offen ist für alle Gefühle.

Ohne Spannung entspannt es sich besser

Eigentlich klar, oder? Eigentlich, denn die Wirklichkeit sieht oft anders aus: Ich fand die Geschichte eines Feldenkraislehrers amüsant, der seinen Schüler bat, die Schultern zu entspannen. Nach einer Weile fragte er ihn, ob er es bereits getan habe. Der Schüler nickte. Die Pointe dabei war, dass der Lehrer sehen konnte, wie die Schultern des Schülers genauso angespannt waren wie zuvor. Das heißt, der Schüler glaubte, sich zu entspannen, hatte aber offenbar die innere Verbindung zu seinen Muskeln verloren. Die Spannung war ihm nicht mehr bewusst. Er hatte einen verzerrten Begriff von Entspannung, ohne Rückbindung an die Realität.

Das Gefühl für seinen Körper verloren zu haben, ist das eine Problem. Es wird heute praktisch als gegeben vorausgesetzt. Sonst wären die diversen Apps, die einem ein Feedback über den eigenen Körper geben sollen, weitgehend sinnlos. Wieso sollte ich ein Gerät benutzen, wenn mir mein Körpergefühl die wesentlichen Daten jederzeit kostenlos zur Verfügung stellt? Eine Freundin von mir, die als medizinische Bademeisterin arbeitete, schilderte mir folgende Situation: Sie hatte einer Patientin ein Bad eingelassen und fragte, ob ihr die Temperatur angenehm sei. Die Patientin fragte zurück: »Wie viel Grad hat das Wasser denn?« Auch in diesem Fall scheint die Empfindungsfähigkeit des Körpers verloren gegangen zu sein. Oder die Patientin vertraute ihrer eigenen Wahrnehmung nicht mehr. Wenn man ein Thermometer braucht, um beurteilen zu können, ob die Wassertemperatur angenehm ist, fehlt offensichtlich der Sinn für den eigenen Körper.

Mit dem Verlust der Propriozeption, der Eigenwahrnehmung des Körpers, insbesondere seiner Lage im Raum, seiner Schwere, Spannung, Kraft und Geschwindigkeit hängt ein anderes Problem zusammen: die Unfähigkeit, sich beim Entspannen nicht anzustrengen. Das klingt paradox, ist aber weit verbreitet. ›Normalerweise‹ wird uns beigebracht, uns bei fast allem, was wir tun, anzustrengen. Wer dabei ›ertappt‹ wird, seine Arbeit gelassen zu erledigen, erhält einen Tadel. »Der/die strengst sich ja überhaupt nicht an«, heißt es dann, so als ob die Qualität des Arbeitsergebnisses davon abhinge. Das mag beim Holzhacken noch zutreffen, bei geistiger ›Arbeit‹ gelten jedoch andere Gesetze. Es braucht eine gewisse Lockerheit, um denken und kreativ sein zu können.

Das Entspannen der Muskeln ist ein feines Zusammenspiel von Körper und Geist. Es lässt sich nicht erzwingen. Entspannung geschieht von allein. Man braucht nur loszulassen. Loslassen ist das Gegenteil von Anspannung. Es ist mühelos. Wenn es nicht mühelos ist, ist es keine Entspannung. Zwar könnte man sich mit einem Gerät verbinden, das die Muskelspannung misst und über ein Ton- oder Lichtsignal ein Feedback gibt, aber das wäre ein technisch aufwendiges Verfahren und außerdem vollkommen unnötig für Menschen mit einer intakten Selbstwahrnehmung.

Wie bei der Angst, deren Alarmfunktion häufig außer Kontrolle geraten ist, kann es notwendig werden, die Selbstwahrnehmung zu schulen, bevor Entspannung von innen heraus möglich wird.

Das ist nicht allzu schwer. Du findest Anleitungen dafür in jedem guten Buch zur Körperentspannung. Deshalb hier nur so viel: Experimentiere mit An- und Entspannung, indem du beispielsweise eine Hand zur Faust ballst und dabei erst mehr, dann weniger Kraft aufwendest. Achte dabei auf den Unterschied in der Empfindung. Wie ist es, wenn du stärker anspannst? Wie, wenn du loslässt? Du kannst dabei die Augen schließen, um wirklich nur von innen zu spüren. Mach kleine, feine Bewegungen, um die minimalen Veränderungen in der Muskelspannung zu fühlen.

So kannst du bei allen Muskelgruppen vorgehen und dich nach und nach mit deinem Körper wieder vertraut machen. Lerne, ihn von innen zu spüren. Dabei merkst du vielleicht an einigen Stellen Schmerzen, die vorher außerhalb deiner Wahrnehmung lagen, weil du gar nichts anderes kanntest. Oft ist das im Gesicht der Fall, bei chronisch zusammengekniffenen Augenbrauen, heruntergezogenen Mundwinkeln oder fest angespanntem Kiefer.

Um richtig in Kontakt mit deinem Körper zu kommen, kann es Wochen oder Monate dauern, je nachdem wie sehr du dich von deinem Körpergefühl entfernt hast. Aber es lohnt sich, damit nicht das passiert, was mir eine Lehrerin für Alexander-Technik (bitte googeln!) erzählte. Die Geschichte ist ein bisschen traurig, gleichzeitig aber aufrüttelnd. Sie zeigt, dass nicht einmal alle Menschen mit ihrem Körper in Verbindung stehen, die in irgendeiner Form mit dem Körper arbeiten, seien es Lehrer oder Schüler für Yoga, Alexander-Technik, die Feldenkrais-Methode, Krankengymnastik, Tanz oder Ballett.

Eine Lehrerin für Alexander-Technik war gestorben. Als sie aufgebahrt war, besuchte eine Kollegin sie ein letztes Mal, um Abschied von ihr zu nehmen. Sie war erstaunt, wie entspannt das Gesicht der Verstorbenen war, entspannter, als diese es zu Lebzeiten jemals erreicht hatte.

Wenn schon Tagebuch, dann aber richtig

An anderer Stelle habe ich gesagt, dass positives Denken allein nicht besonders gut gegen Ängste hilft. »Mach es wie die Sonnenuhr« sei etwas für das Poesiealbum, aber nicht für die Realität.

Diese Aussagen möchte ich jetzt etwas differenzieren. Solange positives Denken und das Zählen der schönen Stunden kein Ersatz für andere Methoden sind, können sie sogar etwas zur Angstfreiheit beitragen.

Vorrang hat das Aushalten der Angst, ihr nicht mehr auszuweichen und sie nicht zu bekämpfen. Das fühlt sich unangenehm an, ist aber der vielleicht wichtigste Schritt auf dem Weg, einen neuen Umgang mit der Angst zu finden.

Wenn du dich dieser Aufgabe stellst, bekommt das Zählen der schönen Stunden eine ganz neue Bedeutung. Jedes Mal, wenn du dich getraut hast, mit deiner Angst bzw. trotz deiner Angst, wenn dir das lieber ist, das zu tun, was du dir vorgenommen hast, ist das ein großartiger Moment. So fühlt es sich auch an. Vielleicht nicht sofort, aber bald danach wirst du mächtig stolz auf dich sein. Begeisterung steigt in dir auf, weil du zum ersten Mal merkst, dass die Angst dich weder aufhalten noch dir etwas anhaben kann. Das Monster, das du aus der Angst gemacht hast, schrumpft auf Normalmaß. Angst wird für dich das, was sie ursprünglich sein sollte: ein Gefühl. Du beurteilst, ob es berechtigt ist oder nicht. Bei Fehlalarm setzt du dich darüber hinweg, so wie du es tun würdest, wenn deine Alarmanlage am Auto losgeht, obwohl niemand versucht, es zu stehlen. Mit dem Unterschied, dass du die Alarmanlage im Auto sofort abschalten kannst, das bei dir selbst aber nicht so ohne Weiteres funktioniert. Du musst dich erst nachhaltig davon überzeugen, dass die Situation, die du so gefürchtet hast, nicht gefährlich ist.

Damit du deine Erfolge bei der Bewältigung deiner Ängste nicht übersiehst oder kleinredest, könntest du eine Art Erfolgstagebuch schreiben. Du notierst also nicht allgemein, was der Tag so gebracht hat, sondern nur, was dir gelungen ist: überhaupt und insbesondere im Umgang mit deiner Angst. Selbst wenn du versucht hast, etwas zu wagen, es dann aber abgebrochen hast, ist das ein Erfolg. Jeder Schritt zählt. Du beginnst nicht als Meister*in. Sonst bräuchtest du überhaupt kein Trainingsprogramm. Du verordnest dir ein Programm gegen die unnötigen Ängste und trainierst sie dir in kleinen Schritten ab.

Ja, das ist mühsam. Deshalb sind die meisten Menschen nicht bereit, erfolgreich zu sein. Erfolg fällt nicht vom Himmel. Viele möchten Schauspieler*innen, Millionär*innen, Spitzensportler*innen sein. Aber die wenigsten sind bereit, alles dafür zu tun: die langen Stunden des Trainings, die zeitweiligen Misserfolge, das Ertragen von Spott und Kritik.

Es ist leichter, ängstlich zu bleiben, als seine Angst zu überwinden. Mit den Ausweichstrategien und Einschränkungen bist du vertraut, mit dem Weg, der dich von der Angst befreit, nicht.

Also zähle die schönen Stunden, die kleinen Triumphe, die du sonst schnell wieder vergisst, weil die Angst immer noch so groß ist.

Vor Kurzem las ich, wie jemand daran gearbeitet hat, sein Stottern zu überwinden. Als Anwalt war seine Stimme blockiert, wenn es in einer Gerichtsverhandlung hoch herging. Dieser Mann hat fünf Jahre gebraucht, bis niemand mehr das kleinste Anzeichen von seinem Stottern mitbekam, und noch einmal zehn Jahre, bis er selbst die Angst verlor, dass das Problem wieder auftauchen könnte.

Aus der Erfahrung mit meinen Ängsten kann ich diese Darstellung nur bestätigen. Es dauert. Erst gelingt es, sich sein Leben mehr und mehr zurückzuerobern, sodass andere Menschen nicht einmal ahnen, dass man unter Ängsten leidet. Danach spielt sich der Kampf nur noch im Inneren ab, bis man sich schließlich auch innerlich frei fühlt.

Ich will damit nicht sagen, dass es bei dir fünfzehn Jahre dauern muss, bis du deine Ängste ablegst. Im Gegenteil: Ich möchte dich ermutigen, dich auf den Trainingsprozess einzulassen. Wenn du zwischendurch einmal scheiterst, Rückschläge erleidest oder glaubst, es nie schaffen zu können, erinnere dich daran, dass dieses Training unter Umständen viel Zeit braucht.

Ein Tagebuch kann dir dabei helfen, zu erkennen, an welchem Punkt du begonnen hast, und wie weit du bereits gekommen bist.

Das Ziel bei der Angst: seltener, kürzer, schwächer

Erfolg sofort, schnell, mühelos: Wer möchte das nicht? Doch die Wirklichkeit sieht anders aus. Es braucht Zeit, Mühe und Arbeit, um etwas zu erreichen. Ja, manches geht leichter, als viele Menschen glauben. Ich bin ein großer Verfechter der Kunst, den Weg des geringsten Widerstands zu gehen. Das bedeutet jedoch nicht, das alles auf Anhieb klappt. Wo immer möglich, vereinfache ich die Dinge, aber nur bis zu dem Punkt, wo es nicht mehr funktioniert. Ich mache es mir gerne leicht, aber leicht ist ein relativer Begriff. Leicht im Vergleich wozu?

Ich trainiere beispielsweise gerne auf einem Trampolin. Aber keines mit Stahlfedern, das sich hart anfühlt und einen in die Luft katapultiert. Ich bevorzuge eines, bei dem die Matte mit Gummiringen am Rahmen befestigt ist. Auf diesem Trampolin schwinge ich. Das belastet die Gelenke in einem gesunden Maß, bringt den Kreislauf in Schwung und hat mehr Vorteile, als ich an dieser Stelle aufzählen will. Außer einem noch: Es vermittelt ein wunderbares Gefühl von Leichtigkeit, das an Schwerelosigkeit grenzt.

Trotzdem ist selbst dieses leichte, elegante und schweißfreie Training mit einem gewissen Aufwand verbunden. Ich brauche Platz für das Gerät, Zeit für das Training – und das Schlimmste: Ich muss es jedes Mal aufstellen, weil es sonst zu viel Raum einnehmen würde. Wenn man es sich gerne so bequem macht wie ich, ist dies ein schier unüberwindliches Hindernis. Aber ein kleines zusätzliches Training in Selbstüberwindung!

Was Angst betrifft, so ist es ein realistisches Ziel, sie zu einem seltenen Ereignis zu machen, das kurz und in geringer Intensität auftritt.

Dass völlige Angstfreiheit kein wünschenswertes Ziel ist, habe ich bereits mehrmals in diesem Buch gesagt und begründet.

Auch dass Ängste mit diversen Paradoxien verbunden sind, habe ich ausgeführt. Sie werden oft stärker, bevor sie abnehmen. Sie verschwinden, wenn man sie bewusst herbeiführen will oder zum Bleiben einlädt.

Noch einmal ausdrücklich betonen möchte ich, dass es zunächst darum geht, sich von seinen Ängsten nicht mehr aufhalten zu lassen. Was immer man gerne machen möchte, macht man gemeinsam mit seiner Angst. Nicht ohne sie: das kommt später.

Wenn dir das mehr und mehr gelingt, ist das bereits ein Riesenerfolg.

Der Weg verläuft nicht in einer geraden Linie, nicht von 100 auf 90, 70, 40, 30 und O, sondern chaotisch von 100 auf 90, auf 0, auf 60, auf 100, auf 80, auf 100, auf 70, auf 30 und so weiter. Es ist keine Rutsche, sondern eine Achterbahn. Ich verkneife mir zu sagen: Genieße die Fahrt. So habe ich es nicht erlebt. Das wäre zu viel verlangt.

Trotzdem ist es kein steiniger Weg. Das Ziel und die Teilerfolge machen das Ganze zu einer Erfahrung, die ich vorsichtig als interessant beschreiben würde.

Vielleicht beendest du das Training, bevor du am Ziel bist, weil du besser zurechtkommst als zuvor und dir die Erfolge ausreichend erscheinen. Das wäre okay, aber eigentlich auch etwas schade; denn dadurch versäumst du das Beste.

Und plötzlich sind deine Ängste weg

Am Anfang fällt es dir vielleicht gar nicht auf. Jedenfalls ging es mir so. Es gab Situationen, in denen ich plötzlich merkte: Mensch, da hattest du früher Angst. Oder: Da hättest du damals welche gehabt.

Keine Angst zu haben ist der Normalzustand. Treffender gesagt: der natürliche Zustand. Denn leider ist eine hohe Angstbereitschaft heute für viele zur neuen Normalität geworden.

Deine ›Lieblingsängste‹ wirst du genauer beobachten. Nehmen diese ab oder verschwinden ganz, fällt dir das selbstverständlich auf. Doch viele kleine Ängste am Rande verabschieden sich, ohne dass du es bemerkst. Da du entspannter bist und Ängste nicht mehr fürchtest, springt das Alarmsystem seltener an. Die Fehlalarme hören zunehmend auf.

Und doch ist es so, dass neue Ängste auftauchen werden, wenn du mutiger wirst. Da du jedoch mit ihnen umzugehen weißt, werden sie zu keinem Problem. Im Gegenteil: Deine Fähigkeit, mit alten und neuen Ängsten fertigzuwerden, nimmt weiter zu.

Unsicherheiten, die neue Abenteuer unweigerlich begleiten, können dich nicht mehr stoppen. Du hast so oft erfahren, dass diese sich bei fortgesetztem, konsequentem Handeln verflüchtigen. Auf diese Weise traust du dich immer mehr, während andere, die mit diesem Prozess nicht vertraut sind, alles Neue scheuen.

Vielleicht fragst du dich, ob du deine alten Ängste manchmal vermissen wirst. Das glaube ich nicht. Eher wirst du dein altes Denken und Handeln mit mehr Verständnis betrachten. Es war eine aufregende, besondere Erfahrung, die Welt der Ängste kennenzulernen. So viele Gestalten, Formen und Erscheinungen! Aber wer will schon täglich Geisterbahn fahren?

Von großer Bedeutung bleibt der Lernprozess. Den möchte ich nicht missen. Ich hätte mir nur früh ein Buch wie dieses gewünscht, das eine realistische Sicht auf den Umgang mit Gefühlen gibt.

Manche sagen, Gefühle seien wunderbar. Aber oft ist das nicht mehr als ein hohler Spruch, den diejenigen, die ihn hochhalten, nicht mehr wahrhaben wollen, wenn starke, länger anhaltende, unangenehme Emotionen auftauchen.

Ich kann mir jedenfalls alle meine Gefühle erst leisten, seit ich keine Angst mehr vor ihnen habe. Es gibt so viele. Die meisten haben nicht einmal einen eigenen Namen.

Also: Lass dich von keinem Gefühl erschrecken, denn du bist stets mehr als irgendeine Empfindung. Nimm deine Gefühle gelassen an – und vor allem: Fuck Panik!

Die Karl-Valentin-Strategie oder: Alles hat eine positive, eine negative und eine komische Seite

Humor ist eine der besten menschlichen Eigenschaften. Sie kann einem sehr helfen, wenn man ängstlich ist. Meist weiß man, dass keine Gefahr besteht, ängstigt sich aber trotzdem. Manchmal erkennt man anschließend, dass man sich mal wieder völlig grundlos Sorgen gemacht hat.

Das hat schon eine lustige Seite. Mir fällt dabei die folgende Geschichte ein: Zwei Bekannte von mir waren als Schüler in den Sommerferien verreist. Der Urlaub war auch so weit wunderbar, bis sie nachts eine dicke, aber harmlose, in unseren Breiten heimische Spinne entdeckten. Voller Entsetzen wussten sie sich nicht anders zu helfen, als eine Rotweinflasche nach ihr zu werfen. Die Flasche machte das, was halb volle Rotweinflaschen so tun, wenn man sie gegen die Wand wirft. Sie zersprang und hinterließ einen riesigen Fleck. Die Spinne war wohlauf und verkroch sich irgendwo.

Sorry, aber ich finde das lustig, besonders wenn ich mir vorstelle, dass meine Bekannten mitten im Gespräch mit anderen – die nicht ahnen, was gleich passiert – aufspringen und eine Flasche gegen die Wand knallen. Das ist herrlich verrückt und wäre eine tolle Szene in einer überdrehten Komödie.

Es ist schon viel gewonnen, wenn man seine skurrile Seite mit etwas Abstand sehen und selbst herzlich darüber lachen kann. Ein Teil des Problems besteht nämlich darin, dass man seine Ängste die meiste Zeit so furchtbar ernst nimmt.

Die positive Seite der Angst ist, dass sie einen vor wirklichen Gefahren warnt, die negative, dass sie auch bei nur eingebildeten Bedrohungen auftritt, und die komische, dass man im letzteren Fall unfreiwillig-freiwillig den Clown spielt.

So richtig lachen kann man darüber wohl erst, nachdem man gelernt hat, mit seinen Ängsten, den wirklichen wie den eingebildeten, umzugehen.

Gute Aussichten also!

Tausend Tipps auf einer Seite

Manche Autor*innen fassen ihr Buch auf den letzten Seiten noch einmal zusammen oder versuchen, noch etwas besonders Kluges zu sagen. Weder das eine noch das andere habe ich vor. Stattdessen will ich an dieser Stelle lieber ausschließlich die wichtigsten Tipps im Umgang mit der Angst zusammenstellen. Sie sind kein Ersatz für die Lektüre des Buchs, weil sie dir nur dann wirklich etwas sagen, wenn du die Erläuterungen dazu kennst. Die Reihenfolge spielt im Folgenden keine Rolle. Du kannst sie so anwenden, wie sie dir am besten helfen. Los geht's!

1. Willst du deine Ängste wirklich loswerden?

Bist du bereit, jeden Tag etwas dafür zu tun? Auch, wenn du dich dabei nicht immer wohlfühlst?

Welche Vorteile hast du von deinen Ängsten? Welche Nachteile?

Warum möchtest du lernen, mit deinen Ängsten umzugehen? Was hättest du davon?

2. Glaubst du, dass du es schaffen kannst, dich von deinen überflüssigen, irrationalen Ängsten zu befreien?

Wenn ja, was bestärkt dich in deiner Überzeugung, deine Ängste loszuwerden?

Wenn nein, welche Überlegungen hindern dich daran, an einen Erfolg zu glauben?

Prüfe deine hinderlichen Überzeugungen genau. Sind sie wirklich wahr? Was spricht gegen sie? Wie wäre es, wenn du das Gegenteil deiner hinderlichen Überzeugungen glauben könntest?

3. Wer bist du wirklich (wenn du keine Angst hast)?

Du bist kein ängstlicher Mensch. Du bist mehr als deine Sorgen und mehr als dein furchtsames Verhalten.

Stell dir vor, du wärest die meiste Zeit entspannt, gelassen und glücklich.

Wer bist du dann?

4. Es gibt eine Reihe typischer irrationaler Gedanken, die Angst auslösen. Welche sind dir bekannt?

Wie kannst du diese durch Ideen ersetzen, die dir helfen, ein entspannteres Leben zu führen? Wie müsstest du denken, um dich zu beruhigen? Überleg dir das für Situationen, in denen du im Moment noch ängstlich bist.

5. Was würdest du einem Freund oder einer Freundin empfehlen, der*die dieselben Ängste hätte wie du?

Wie sollten deine Freunde in Zukunft denken, um gelassener zu werden? Was sollten sie tun, damit ihre Ängste abnehmen?

6. Lerne, auf deinem Atem zu achten.

Wichtig ist, den Atem nicht anzuhalten und lange und langsam auszuatmen. Zähle beim Ausatmen: 21 – 22 – 23 – 24 – 25 oder so weit, wie du dich wohlfühlst.

Wenn du entspannt atmest, reduzierst du damit deine generelle Angstbereitschaft.

7. Lerne ein Muskelentspannungsprogramm.

Da gibt es zum Beispiel die Progressive Muskelentspannung, bei der du merkst, wie angespannt du bist, und die Anspannung umgehend loslassen kannst. Bei dieser Entspannungsmethode werden einzelne Muskelpartien absichtlich angespannt und anschließend wieder entspannt. Du lernst, den Unterschied zu spüren.

8. Welche Situationen fallen dir schwer?

Wann verspürst du Angst? Was steigert die Angst? Was lässt sie weniger werden? Denk dabei nicht nur an die äußere Situation, sondern auch an Gedanken und Fantasien, die deine Ängste schüren oder abklingen lassen.

Übe in deiner Vorstellung, diese Situation frei von Ängsten zu bewältigen. Leg dir Gedanken zurecht, die dir dabei helfen. Sieh dich locker und entspannt handeln.

Geh dabei in kleinen Schritten vor, bis du dir die gesamte Situation angstfrei vorstellen kannst.

9. Lerne, deine Ängste immer weniger zu vermeiden.

Bekämpfe sie nicht, sondern gewöhne dich zunehmend daran, sie zuzulassen, sie zu ertragen, auszuhalten, zu tolerieren. Lass dir Zeit dabei.

10. Überwinde die Angst vor der Angst.

Sie ist nur ein unangenehmes Gefühl.

11. Panik ist nichts weiter als Angst.

Sie ist nur noch unangenehmer. Du kannst lernen, sogar Panik zu ertragen. Wenn du dazu bereit bist, wird sie zunehmend aus deinem Leben verschwinden. Sie verfolgt nur die, die Angst vor ihr haben.

12. Lass dich von deinen Ängsten so wenig wie möglich von einem guten Leben abhalten.

Warte nicht, bis alle deine Ängste weg sind. Handle trotz deiner Angst. Handle mit deiner Angst. Sie kann dich nicht aufhalten, wenn du entschlossen bist, sie zu ertragen.

13. Kümmere dich nicht darum, was andere sagen oder denken könnten.

Du weißt nicht, ob sie deine Angst bemerken. Noch weniger weißt du, was andere denken. Nimm einfach das Beste an.

14. Richte deine Aufmerksamkeit nicht ständig auf deine Ängste, sondern überlege dir lieber, wie du in Zukunft leben möchtest.

Nehmen wir einmal an, du wachst morgens auf und alle deine Ängste sind verschwunden. Woran merkst du das? Was wirst du tun? Was in den folgenden Tagen, Wochen, Monaten und Jahren?

Was sind deine Ziele? Wovon träumst du?

Worüber freust du dich? Was möchtest du öfter erleben?

Was brauchst du, um glücklich zu sein?

Wenn du alles erreichen könntest und keine Ängste hättest, wie würdest du dann leben?

Finde heraus, wie du deine Träume Schritt für Schritt verwirklichen kannst.

Lenke deine Überlegungen immer wieder weg von deinen Ängsten hin zu deinen Träumen und den nächsten möglichen kleinen Schritten.

Jetzt ist es doch mehr als eine Seite geworden. Und es sind keine tausend Tipps! Egal, ergänze, was dir fehlt.

Ich wünsche dir kein angstfreies Leben, sondern etwas viel Besseres: ein glückliches, gelassenes und wirklich wunderbares Leben.

Eine Sache noch

Danke, dass du dieses Buch gelesen hast. Ohne dich hätte ich es nicht geschrieben. Wozu auch?

Mir fallen spontan noch einige Personen ein, die in der einen oder anderen Form zu diesem Buch beigetragen haben:

Alle, die mir jemals Angst gemacht haben. Ich bin wirklich auf euch reingefallen, bis ich gemerkt habe, dass mir nichts und niemand Angst machen kann. Das kann nur ich. Als mir das klar wurde, habe ich damit aufgehört. Trotzdem danke!

Dann war da dieser geniale Psychologe in der Psychologischen Studentenberatungsstelle der Freien Universität Berlin. Das war 1978. Das erste Buch von Albert Ellis war gerade auf Deutsch erschienen, und dieser Psychologe erklärte mir das Grundprinzip. Das reichte, um mir aus meiner größten Angst herauszuhelfen. Seinen Namen kann ich nicht nennen, einfach weil ich ihn nicht mehr weiß. Trotzdem danke!

In ihrer Art sehr hilfreich war auch eine Ärztin in Hamburg. Sie hatte ihr Studium finanziert, indem sie Geigen ins kommunistische Osteuropa schmuggelte. Wenn das nicht subversiv ist! Mir verhalf sie nicht zu einer Geige, sondern zu Erkenntnissen, wie die Angst sich in meinem Körper zeigte. Bis dahin war ich nur auf meine Psyche geschult. Diese Weiterbildung war ein weiterer Schritt, mit meinen Ängsten besser umzugehen.

Diese Ärztin hatte keine Angst, dass meine Angst irgendwie für mich gefährlich sein könnte. Das war Gold wert. Während einer Beratung steckte ihre Assistentin den Kopf durch die Tür: »Herr Müller kollabiert gerade im Wartezimmer.« – »Sagen Sie ihm, dass er sich im anderen Sprechzimmer schon mal auf den Untersuchungstisch legen kann«, erwiderte meine Ärztin und setzte die Unterhaltung mit mir fort. Anmerkung: Während der Behandlung wurde keinem Patienten Schaden zugefügt. Mir half ihre coole, unaufgeregte Art sehr. Ein andermal hörte ich sie am Telefon sagen: »Sie brauchen sich keine Sor-

gen zu machen. Schon kleine Mengen an Blut im Urin sehen drama-
tisch aus.« Ihren Namen weiß ich noch, nenne ihn aber trotzdem nicht.
Nur so viel: danke!

Danke auch an alle, die mir geholfen haben, meinen Weg zu finden
und zu gehen!!

In der folgenden Literaturauswahl sind noch einige, denen ich dankbar bin.

Literatur

Vielleicht möchtest du weitere Bücher von mir lesen. Hier eine Auswahl, passend zum Thema:

Hohensee, Thomas: *Außergewöhnlich entspannt. Das geniale Anti-Stress-Programm der Stoiker.* Herder 2021
Ders.: *Heute bleibe ich gelassen.* Scorpio 2019
Ders.: *Reset. Bei dir ist nichts kaputt, du bist nur scheiße programmiert.* Gütersloher Verlagshaus 2018
Ders. / Georgy, Renate: *Der Tod ist besser als sein Ruf. Von einem gelassenen Umgang mit der eigenen Endlichkeit.* Benevento 2017
Ders.: *Das Gelassenheitstraining. Wie wir Ärger, Frust und Sorgen die Macht nehmen.* Goldmann 2018
Ders.: *Wie ich meine Angst verlor und wie Ihnen das auch gelingen kann.* dtv 2014
Ders.: *Entspannt wie ein Buddha. Die Kunst, über den Dingen zu stehen.* dtv 2011
Ders.: *Gelassenheit beginnt im Kopf. So entwickeln Sie einen entspannten Lebensstil.* Knaur 2015

Andere Bücher, die ich lesen würde, wenn ich Angst hätte:

Burns, David: *When panic attacks. The new, drug-free anxiety therapy that can change your life.* Morgan Road Books 2007
Byron Katie: *Lieben was ist. Wie vier Fragen Ihr Leben verändern können.* Arkana 2002
Ellis, Albert: *Training der Gefühle. Wie Sie sich hartnäckig weigern, unglücklich zu sein.* mvg 2006

Santandreu, Rafael: *Mach's dir leicht. Die Kunst, sich das Leben nicht zu vermiesen.* Goldmann 2014
Wolf, Doris/Merkle, Rolf: *Gefühle verstehen, Probleme bewältigen. Eine Gebrauchsanleitung für Gefühle.* PAL 2012

Mein besonderer Buch-Tipp:

Claire Weekes' Buch *Peace from nervous suffering. The proven, successful approach to overcoming tension and anxiety.*

1972 zuerst erschienen, hat sich im englischsprachigen Raum hervorragend verkauft, ist heute aber leider nicht mehr lieferbar und deshalb höchstens noch antiquarisch erhältlich.

Deshalb würde ich auf zwei andere Bücher von Claire Weekes zurückgreifen, die als E-Books leicht zu bekommen sind: *Hope and help for your nerves. End anxiety now* und *Self-help for your nerves. Learn to relax and enjoy life again by overcoming stress and fear.*

Natürlich merkt man diesen Büchern, was den Stil betrifft, das Alter an. Damals sagte man noch, es seien die Nerven, wenn jemand Angst hatte. Dennoch lohnt sich die Lektüre sehr. Wie kaum eine andere schreibt Weekes in *Peace from nervous suffering,* dass die Angst vor der Angst das eigentliche Problem ist. Ist diese Angst besiegt, haben alle anderen Ängste keine Chance mehr. Für mich war dieses Buch ein Meilenstein.

Kein Buch kann dir jedoch die freiwillige Begegnung mit der Angst abnehmen. Sie ist der Schlüssel zu deren Überwindung. Das Lesen von Büchern zum Thema kann sogar zu einer Falle werden, genauso wie Psychotherapie. Du hast den Eindruck, an dir zu arbeiten. Doch in Wirklichkeit ändert sich nichts. Die Lektüre und die Therapien erweisen sich so letztendlich nur als weitere Vermeidungsstrategien.

Es ist viel angenehmer, zu lesen oder sich einmal in der Woche mit einem*einer Therapeut*in zu unterhalten, als unangenehme Gefühle ertragen zu lernen.

Deshalb ist es entscheidend, dass du dich von deinen Ängsten nicht mehr aufhalten lässt, das zu tun, was du gerne tun möchtest.

Andere haben es geschafft. Das kannst du auch!

Über den Autor

Thomas Hohensee ist mit rund einer halben Million verkauften Büchern einer der erfolgreichsten deutschsprachigen Autoren. Zu seinen Bestsellern gehören die Titel *Gelassenheit beginnt im Kopf* (200 000 Exemplare) und *Glücklich wie ein Buddha*.

Seine Bücher wurden in sieben Sprachen übersetzt. Als Experte für Gelassenheit, Glück und Erfolg ist er ein gefragter Interviewpartner in den Medien.

Neben seiner schriftstellerischen Tätigkeit gibt er regelmäßig Seminare und bietet Coaching an.

Das sagen seine Leser*innen zu seinen Büchern:

»Das Buch ist kein gewöhnlicher Ratgeber, es ist nahezu eine Offenbarung.«

»Ein tolles Buch, es hat an so vielen Stellen den berühmten AHA-EFFEKT und liest sich ausgezeichnet.«

»Endlich mal ein Autor, der es so schreibt, wie es ist: Die Gedanken beeinflussen mein Leben! Dieses Buch hat mir geholfen, den Schalter zum Umdenken umzukicken.«

Weitere Informationen unter www.thomashohensee.de.